高等院校实验教学示范中心实验教材

局部解剖学实验

第 2 版

主　编　冉茂成　余崇林

副主编　罗友华　蔡昌平　石　钊　祁存芳

编　委　（以姓氏笔画为序）

邓世山（川北医学院）

石　钊（成都医学院）

冉茂成（川北医学院）

冯　轼（四川大学）

祁存芳（西安医学院）

李良文（成都中医药大学）

余崇林（西南医科大学）

罗友华（成都中医药大学）

胡光强（西南医科大学）

谢兴国（川北医学院）

蔡昌平（川北医学院）

科　学　出　版　社

北　京

内 容 简 介

本书根据医学类及相关专业学生培养目标，结合人体局部解剖学教学特点，组织西部 6 所院校 11 位专家教授共同编写。内容包括下肢、上肢、头部、颈部、胸部、腹部、盆部和会阴、脊柱深区共 8 章。作为一本高等医学院校局部解剖学实验教材，具有极强的实用性。本书特色鲜明、突出重点、结合临床、图文并茂。在坚持"三基""五性"的同时，提倡创新。

本书主要适用于高等院校医药类及相关专业教学使用，也适用于执业医师资格考试和卓越医师培养。

图书在版编目（CIP）数据

局部解剖学实验 / 冉茂成，余崇林主编 . —2 版 . —北京: 科学出版社，2021.1

ISBN 978-7-03-067962-8

Ⅰ . ①局… Ⅱ . ①冉… ②余… Ⅲ . ①局部解剖学—实验—医学院校—教材 Ⅳ . ① R323–33

中国版本图书馆 CIP 数据核字（2021）第 007258 号

责任编辑：朱 华 / 责任校对：贾娜娜
责任印制：赵 博 / 封面设计：陈 敬

科 学 出 版 社 出版
北京东黄城根北街 16 号
邮政编码：100717
http://www.sciencep.com
北京中科印刷有限公司印刷
科学出版社发行 各地新华书店经销
*
2015 年 6 月第 一 版 开本：787×1092 1/16
2021 年 1 月第 二 版 印张：7 1/2
2025 年 1 月第十二次印刷 字数：175 000
定价：39.80 元
（如有印装质量问题，我社负责调换）

前　言

　　《局部解剖学实验》是用于指导人体局部解剖操作，与局部解剖学理论教材相配套的实验教材，适用于医学类相关专业的本科学生。

　　局部解剖学是临床应用的基础与桥梁课程，从结构识记到临床应用，是一个从简单到复杂、从局部到整体、从识记到分析、从低阶到高阶、从继承到创新的循序渐进的过程。该课程实施早临床、早科研有着得天独厚的条件，这将有助于培养学生的学习兴趣，提高学习效果。

　　解剖实验操作可分为验证性实验、综合性（分析性或设计性）实验、开放性实验。不同类型的实验可以培养不同层级的能力。验证性（辨认性）实验是解剖学学习中的初级阶段，训练学生基本的操作与动手能力、结构识记与辨认能力，是极其重要的基础阶段；综合性、开放性实验是解剖学学习中的高级阶段，训练学生发现问题、分析问题、解决问题的能力，能有效培养和训练临床思维和科研思维，是极其重要的提高阶段。

　　人体结构复杂、配布精妙，变异较多，知识量大，要求认真准备、细心操作、反复辨认、不断总结、注重方法、联系临床、强调应用。着眼于新时期"金课"建设要求，教材紧扣培养目标和教学大纲，在满足学习内容具有一定难度和挑战性的基础上，力求本书操作步骤清晰明了、操作内容浅显易懂、文字描述言简意赅。

　　教材内容以结构寻认为中心，按操作先后次序进行编写。在原教材内容的基础上，增加了解剖导图的内容，对初次操作者容易失误之处加以特别强调；在解剖实验教学内容中融入人体尊重、标本爱护等人文素养内容；结合解剖操作与临床应用的异同，要求学生主动结合临床应用尤其是外科手术进行前瞻性学习；强调在操作与观察过程中，学生相互之间的密切配合与团队协作；补充了部分实践性、分析性、综合性强的思考题，要求学生加强课外学习与总结。力求体现实践与理论相结合，医学与人文相结合，基础与临床相结合，个体学习与团队学习相结合，课堂学习与课外学习相结合。

　　本教材的编写得到了各参编院校的大力协助与支持，在此一并表示感谢。由于编者水平有限，不足之处，欢迎师生们提出宝贵意见，以期再版时修正。

编　者
2019 年 8 月

目　　录

绪　　论

第一节　常用的解剖器械及使用手法

常用解剖器械有解剖刀、解剖镊、解剖剪、血管钳、凿子、锯子、锤子等（图0-1）。解剖刀与解剖镊是最常用的解剖器械。

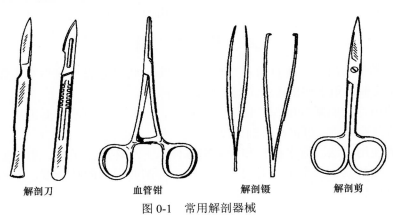

解剖刀　　　　　血管钳　　　　　解剖镊　　　　解剖剪

图 0-1　常用解剖器械

一、解　剖　刀

解剖刀的组成。解剖刀分刀片与刀柄，刀片又分刀刃、刀尖、刀背等几部分。解剖刀的型号相对单一，手术刀则有多种型号。首次操作时，须掌握上、下刀片的基本方法，注意安全。

解剖刀的用途。解剖刀的刀刃主要用于皮肤切口划线及切割皮肤、筋膜、韧带、肌肉等软组织；刀尖用于游离、修洁血管神经；刀柄用于钝性分离骨骼肌等。

解剖刀的使用手法。

1. 执笔法　　与执笔手法相似，是最常用的手法。刀柄位于右手拇指与示指之间的前上方，用中指与拇指在两侧固定，用示指控制力度与方向（图0-2B）。

2. 抓持法　　与拉琴时执琴弓手法相似。刀柄位于右手中指与拇指的下方，中指与拇指固定刀柄，示指调节力度与方向。常用于皮肤划线和切口（图0-2A）。

操作时，腕关节需放松，掌指关节、指间关节、腕关节需协同配合。

二、解　剖　镊

解剖镊的种类与组成。解剖镊分无齿镊与有齿镊。无齿镊按尖端形状分尖镊和平镊；有齿镊两尖端内面分别有相对向的齿（图0-3）。

解剖镊的用途。无齿镊用于夹持、固定、分离血管神经等结构。有齿镊用于夹持、固定不易破坏的结缔组织，不能用于夹持血管神经、内脏等结构，以免导致结构破坏。

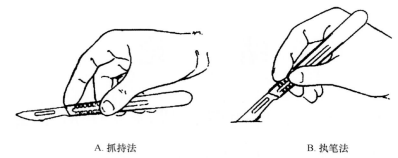

A. 抓持法　　　　　　　　　　　B. 执笔法

图 0-2　解剖刀的执持手法

解剖镊的使用手法。采用执笔法，长时间使用时应注意正确的握持手法。

三、解　剖　剪

解剖剪的类型与组成。分直剪与弯剪，按尖端形状又分尖头剪与圆头剪（两尖可一尖一圆）。尖头剪多用于解剖实验，圆头剪多用于临床。

解剖剪的用途。剪断软组织，修洁血管神经，剖开、撑开或分离组织。用尖镊与解剖剪配合修洁血管神经，可提高解剖速度。

解剖剪的使用手法。右手拇指和无名指各伸入一个环内，示指、中指轻压于无名指的相对侧。拇指与其余三个手指对向用力。注意控制两刀刃的贴合度，中间螺钮松紧应调节适度（图 0-4）。

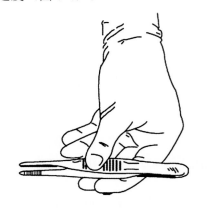
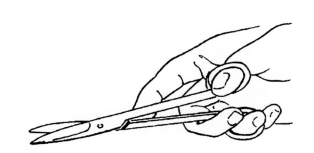

图 0-3　解剖镊的执持手法　　　　　　　图 0-4　解剖剪的执持手法

四、血　管　钳

血管钳的种类。分直钳、弯钳等，临床上有多种类型。解剖时多用直钳。

血管钳的用途。主要用于夹持、固定血管。尸体解剖时，静脉血管内血液若未凝固，切断时应用止血钳止血。另可用于皮肤、致密结缔组织、肌肉等结构的牵拉与固定。

血管钳的使用手法。与解剖剪的使用手法相似，按夹持结构大小调节手柄齿的咬合度，稳固夹持即可，不可夹坏组织。

另外，在开胸、开颅、松解关节及锯开骨等结构时，还需用到凿子、锯子、锤子等器械，具体方法易于掌握。

第二节　人体不同结构的解剖要领

对人体皮肤、浅层结构、深层结构进行解剖时，应掌握基本的解剖技巧，反复练习，熟能生巧。动手解剖之前对理论知识的巩固学习尤其重要。走行、位置较为恒定的结构，对其体表投影和毗邻结构越熟悉，解剖速度则越快。按基本要领操作，即使是变异的结构，也能够很好地加以解剖辨认。

一、皮肤的解剖

（一）划线

切开皮肤前，需根据体表标志先确定皮肤切口线，用刀尖或尖镊在皮肤表面划线，确认无误后再作切口。附全身皮肤切口示意图（图0-5）。

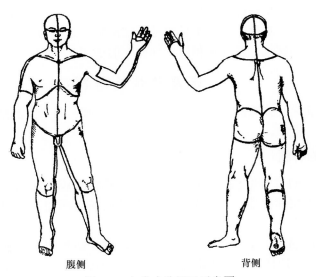

腹侧　　　　　　　背侧

图 0-5　全身皮肤切口示意图

（二）切皮

用刀尖自切口点垂直刺入，抵抗力突然减小时，表明刀刃已达浅筋膜。逐渐将刀刃下压直至与皮肤呈45°角，均匀用力，沿划线整齐切透真皮层。人体各部位皮肤厚薄、强弱不同，首次切皮时宁浅勿深，以免伤及浅筋膜内的重要结构，影响观察与辨认。

（三）翻皮

在切口交界尖角处入手翻皮。翻皮时，左手持镊牵拉皮肤，右手持刀将皮肤与浅筋膜分离。刀尖对向皮肤近于垂直，刀片所在平面与拉起的皮肤所在平面不能平行，以避免浅筋膜被过厚翻起。首次翻皮时，不可盲目追求速度，动作熟练后逐渐加快速度。

二、浅层结构的解剖

浅层结构指的是位于浅筋膜中的浅血管、皮神经、浅淋巴、成年女性的乳腺、头颈部的皮肌等结构。视人体各部位浅筋膜厚薄、致密程度不同，解剖时难易程度相应地有所差异。臀部、腹壁前下部、股部往往脂肪组织发达，臀部则含有丰富的致密纤维结缔组织。

（一）浅血管的解剖

浅血管以浅静脉为主，浅动脉仅在股前内侧区与腹壁前下交界处等局部存在。浅静脉管壁较薄，有皮神经伴行，表面覆盖筋膜。一些部位的浅静脉隔皮可见。解剖时，左右手各持一把尖镊顺着血管走行方向，细心剔除筋膜即可剖露。不可用力横挑，避免划破管壁或挑断。筋膜致密时，可用剪刀沿血管主干两侧轻柔挑剪修洁。

（二）皮神经的解剖

皮神经自深筋膜穿出至皮下，表面光滑，单独走行或伴行于静脉，在人体各部，走行方向各异，沿途可不断发出分支。在穿出深筋膜处，顺其主干走向用尖镊剖查寻认。

（三）浅淋巴结的解剖

淋巴结大小不一，多呈扁椭圆球形，周围连有纤维状的输入与输出淋巴管。在腋窝、腹股沟、脏器周围多见。观察1～2个后即可全部清除。

皮肌、女性乳腺的解剖。具体见相应局部操作的描述。

三、深层结构的解剖

深层结构指深筋膜及其深面的所有结构，包括深筋膜及其形成的结构、血管、神经、肌、内脏、浆膜腔、骨等。

（一）深筋膜的解剖

显露并保留必要的浅层结构，去除浅筋膜，显露深筋膜，观察其配布、致密程度、形成结构等。提起表层深筋膜，探查验证其在肌群之间向深面发出的肌间隔。观察清楚后再行解剖。

四肢肌表层的深筋膜，常作"工"字形切口，成片切割翻起；躯干等部位的深筋膜与肌结合紧密，只能小片切除；有肌附着的深筋膜，如肘后区，深筋膜则不必切除。

修洁骨骼肌、去除肌表面的深筋膜时，左手用尖镊提起深筋膜，右手用刀尖沿肌纤维走行方向，刀片与肌表面平行，即可干净地剥离深筋膜且不伤及肌纤维。

打开深筋膜形成的血管神经鞘时，用尖镊挑起鞘的前层，细心地用解剖刀或尖剪顺血管神经主干走行方向纵行剖开。

（二）骨骼肌的解剖

1. 钝性分离法 钝性分离指的是用手指、刀柄或镊柄在两肌之间进行分离。修洁骨骼肌表面，尤其修洁肌的边缘后，钝性分离各肌。相邻两肌之间有筋膜间隔，分离两肌时，不会伤及肌纤维。部分肌之间筋膜间隔不发达，如臀中肌与梨状肌之间，小圆肌与冈下肌之间，则应观察清楚后再行分离。

2. 观察骨骼肌 观察其起止、配布，理解其作用；观察其血管、神经分布情况。

3. 切断骨骼肌 按解剖要求需要切断骨骼肌时，先行钝性分离，切口要整齐，用血管钳或镊子保护好血管神经，不可伤及肌深面或穿肌而行的结构。分布至肌的血管神经，观察清楚后切断，断端尽量能在再次观察时复原对合。

（三）血管神经解剖

暴露血管神经主干后，先用无齿镊提起主干，沿主干方向切开并去除表面的筋膜，方法与浅血管、皮神经的解剖相似。边修洁边剖认其分支。解剖血管时不能太用力或盲目追求速度，避免损伤。用剪刀修洁剖露时，不可盲目下剪，用剪刀尖在表面向两侧挑开或撑开筋膜即可快速剖露。

另外，脏器的解剖、浆膜腔的探查、骨的解剖等内容详见具体操作。

第三节　解剖操作的基本规范

一、操作前的相关准备

1. 课前预习　每次操作课前，对理论教材进行仔细研读，对实验教材进行预习，要求对操作要点、重点、关键点、难点内容有初步提炼和归纳。做到操作时心中有数。

2. 器械准备　各组器械由专人保管，每次实验操作随身携带，不可缺失。

3. 小组分工　每个小组每次操作前，小组长要对组内人员作具体分工，主刀手、助手、看书指导者等分工明确，各负其责，相互配合；按局部操作轮次，分工交替进行。

二、操作前的默哀仪式

在首次操作前，由大组长负责组织默哀仪式，仪式要求庄重、严肃。要求全体成员肃立、低头闭目默哀 1 分钟，以示对逝者的尊敬，也是对人类的自敬。

三、操作中的基本规范

1. 标本摆放规范　标本周围间隔合理，各组之间互不影响。主刀手有足够的操作空间，观察者易于观察。

2. 器械使用规范　使用手法规范、熟练。器械应保证随时放在安全位置，避免滑落伤人。刀口与刀尖不可对向他人。多人操作时密切注意安全。

3. 弃物处理规范　操作过程中随时将产生的残余组织置于桌上一定位置或指定地方，不可乱扔乱放，随时保持整洁有序。

4. 相互配合规范　组内配合默契、协调有序、忙而不乱；组间交流充分、学习主动、保证效果；课堂秩序井然、紧张充实、气氛活跃。

四、操作后的注意事项

1. 过程回顾　操作结束后，不要忙于离开实验室，应在标本上对本次操作做简要回顾与总结。留下时间在小组内与小组间作简要交流，彼此相互观察、讨论、学习。观察的标本越多，对结构的理解越深。

2. 桌面整理　对操作桌面进行清理，清理残余组织等到指定的桶内，保持桌面整洁有序。

3. 器械清理　对器械进行清点、清洗、装盒、携带、保管。

4. 标本遮盖　用遮布盖好标本，摆放好各种标本。

5. 数据记录　有专人对本次实验的主要数据、结构作记录，尤其是结构变异等情况，可以绘制简图，便于回顾，也应彼此共享相关数据。

6. 告别仪式 学期结束后，协助老师收集、整理、处理标本，必要时举行标本告别致谢仪式。

第四节 解剖操作实验室守则

一、着 装 要 求

着白大褂，系上纽扣。一般不要求戴帽子和口罩（注意与临床手术的区别）。手套自备。

二、纪 律 要 求

（1）应提前到实验室，做好课前的准备工作。不迟到，不早退。
（2）不高声喧哗，不乱扔垃圾、纸屑。
（3）不在实验室随意走动，不做与学习无关的事。
（4）爱护标本，保护结构，操作规范，观察仔细。
（5）值日生负责做好实验室的清洁卫生。
（6）严格按照要求完成实验。

三、安 全 要 求

（1）安全使用器械，不可伤及自己、他人或标本。
（2）课后关好门窗、水电，保护好消防等安全设施。

四、保 密 要 求

（1）禁止在实验室随意拍照。
（2）禁止将实验室内尤其是标本图片、视频资料等内容以任何形式发布到网上。

第五节 局部解剖学的学习技巧

1. 明确学习目标 明确该课程在专业培养目标中的地位和作用，每次操作前均应熟悉目的和要求，做到有的放矢。

2. 重视课前预习 课前对操作步骤、结构、主要内容进行预习，做到操作时胸有成竹、规范操作，提高完成质量与效率。

3. 勤于动手动脑 操作时做到眼到、手到、心到，做到手脑并用、熟能生巧。练习绘画基本功，以绘图的形式学习。

4. 发挥空间想象 人体结构空间构象复杂，学习时应着力发挥空间想象，注重训练立体思维、空间思维、形象思维、图形思维。

5. 主动联系临床 局部解剖与临床应用联系十分紧密，学习与操作时应主动联系临床，将操作过程置于临床应用情境，尤其是手术情境，能提高学习效果。

6. 善于解决问题 针对所学内容，多问几个"是什么？""怎么样？""为什么？"。在弄清楚结构配布、位置关系的基础上，联系临床与实际应用中的问题，找到问题的答案，进行发现性、创造性、探索性学习。倡导自问自答、相互问答、单元检测。

7. 注重归纳总结 对各个局部、相似结构、相关内容及时进行比较、分析、归纳总结，使知识要点化、条理化、逻辑化，建立记忆快速提取的有效线索。

8. 重视课后复习 每次操作结束后，及时回看、复习、巩固、提高，当堂内容及时消化，不留置问题、减少知识盲区。

9. 加强团队协作 既要强调个体学习，又要突出团队协作。团队与小组成员之间相互配合，彼此促进，互帮互学，共同提高。

（冉茂成）

第一章 下　　肢

第一节　下肢前面浅层结构

一、教　学　目　标

（一）掌握内容

1. 大隐静脉的起始、走行、汇入及五大高位属支，临床上进行高位结扎的应用。

2. 隐神经的寻认。

3. 腹股沟浅淋巴结的寻认。

（二）了解内容

1. 下肢主要骨性和肌性体表标志的确认。

2. 下肢主要皮神经的名称、位置。

二、解　剖　导　图

①皮肤划线—②切皮—③翻皮—④自下而上追踪大隐静脉主干—⑤在小腿前内侧区寻认与大隐静脉伴行的隐神经—⑥在股前内侧区寻认大隐静脉五大高位属支—⑦寻认腹股沟浅淋巴结—⑧寻认股前内侧区皮神经。

三、解　剖　操　作

（一）皮肤切口

尸体仰卧，作如下切口（图1-1）：

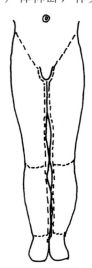

图1-1　下肢皮肤切口图

1. 沿腹股沟从髂前上棘到耻骨结节作一斜行切口。

2. 平胫骨粗隆高度，作一从小腿上端内侧至腓骨头的横行切口。

3. 从耻骨结节沿下肢内侧作纵行切口到内踝。

4. 沿足内侧缘作纵行切口到趾根。沿各趾根作横切口。

用有齿镊夹住皮肤切口的边缘，用锐刀切开浅筋膜，将股前区、小腿前面、足背皮片翻向外侧，显露浅筋膜。

（二）解剖浅层结构

翻开皮肤后，依次解剖寻认浅层结构。

1. 解剖大隐静脉　在足背解剖出足背静脉弓，可见其外侧端延续为小隐静脉，经外踝后方行向小腿后区。内侧端延续为大隐静脉，经内踝前方上行。沿小腿前区内侧，自下而上游离大隐静脉主干（此处位置表浅，往往隔皮可见），可见在不同位置有若干属支（无须保留）汇入，并有隐神经伴行。追踪隐神经至膝关节内侧，可见其在该处浅出皮下。

在股前内侧继续向上游离大隐静脉主干，分别寻认大隐静脉的五大高位属支（图 1-2）：

（1）股内侧浅静脉，在股内侧区从内下斜向外上汇入，汇入点位置高低有个体差异。

（2）股外侧浅静脉，自股外侧区从外下斜向内上汇入。

（3）阴部外静脉，自会阴部横行向外汇入。

（4）腹壁浅静脉，自腹壁前内侧斜向外下汇入。

（5）旋髂浅静脉，自腹壁外侧斜向内下汇入。

观察该五大属支的汇入类型，以简图的形式记录。

2. 解剖腹股沟浅淋巴结 在腹股沟韧带下方寻认若干大小不一的淋巴结，分离 1 至 2 个，观察后去除。对照教材理解该区淋巴结的分群规律及收纳范围（图 1-3）。

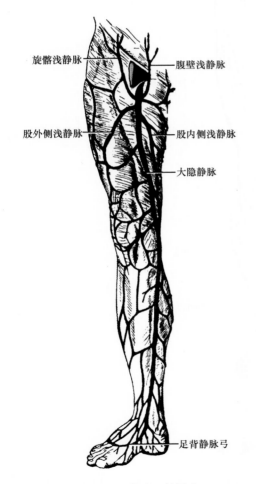

图 1-2 大隐静脉及其属支

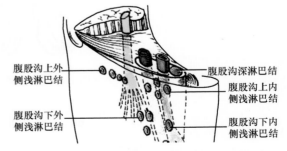

图 1-3 腹股沟淋巴结

3. 解剖隐静脉裂孔 在腹股沟韧带内侧端下方，轻轻提起大隐静脉主干末端，用尖镊沿大隐静脉末端周围呈环形游离浅筋膜。显露深筋膜形成的一卵圆形裂孔，即隐静脉裂孔。观察隐静脉裂孔外侧缘（镰缘），去除裂孔表面覆盖的筛筋膜。

4. 解剖皮神经 该区的面积大，皮神经较为丰富，除了前面已经解剖观察的隐神经之外，尚有以下皮神经（图 1-4）。

（1）股外侧皮神经，来自腰丛，在髂前下棘下方浅出皮下。

（2）股神经皮支，按位置分为外侧皮支、中间皮支、内侧皮支。自腹股沟韧带中点稍下方寻找 1～2 支观察即可。

（3）腓浅神经末支，自小腿前外侧区中下 1/3 交界处浅出皮下，追踪至足背。

（4）腓深神经末支，在第 1～2 趾蹼处寻认。

（5）腓肠神经末支，在外踝后方与小隐静脉伴行至足背外侧区。

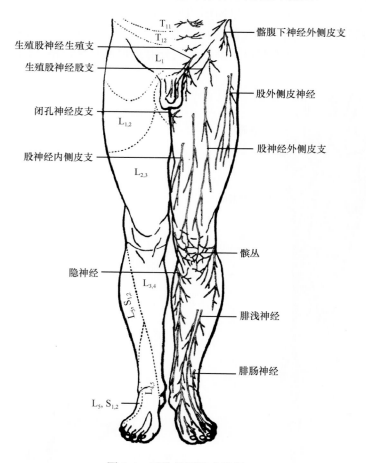

图 1-4 下肢前面的皮神经

四、特别提示

1. 腹股沟区切口位置不能过高或过低。过高容易破坏皮下环，过低则结构暴露不全。

2. 胫骨粗隆平面的横切口不能过深，否则易切断大隐静脉主干和隐神经。

3. 寻认皮神经时，必须沿神经走行的平行方向用尖镊剔除浅筋膜，神经表面光滑，具有较强的韧性，不易拉断。如果是条状筋膜，则极易断裂。

五、复习思考题

1. 查阅文献，简述大隐静脉曲张的表现，高位结扎的手术位置的确认方法。
2. 腹股沟浅淋巴结肿大，感染可以来自何处？

第二节　股前内侧区

一、教学目标

（一）掌握内容

1. 股三角的周界、结构及其位置关系。
2. 股鞘的概念，股管的周界及其临床意义，股环的周界及其临床意义。
3. 肌腔隙、血管腔隙的周界、结构。
4. 收肌管的周界、结构及其位置关系。
5. 股动脉走行、分支分布。
6. 股神经、闭孔神经分支分布。
7. 大腿前群肌、内侧群肌的名称、位置。

（二）了解内容

1. 大腿深筋膜形成的髂胫束、内外侧肌间隔。
2. 股静脉及其属支。
3. 闭孔动脉及其分支分布、闭孔静脉及其属支。

二、解剖导图

①去除浅筋膜—②呈"工"字形切开深筋膜—③解剖股三角—④打开股鞘（三个纵行切口）—⑤探查股管、股环—⑥寻认股动脉及其分支—⑦寻认股神经及其分支—⑧辨认大腿前群肌（2块）—⑨寻认闭孔神经、血管及其分支，辨认大腿内侧群肌（5块）—⑩解剖收肌管。

三、解剖操作

（一）解剖深筋膜

自主干中段切断大隐静脉，切断其五大高位属支，保留大隐静脉主干。去除浅筋膜（脂肪组织可以很发达）。暴露深筋膜，观察其形成的结构。
1. 阔筋膜　大腿深筋膜的总称，厚而致密，外观呈白色。
2. 髂胫束　阔筋膜包裹阔筋膜张肌肌性部分后，在外侧向下增厚延续而成。
3. 肌间隔　在缝匠肌内侧缘探查内侧肌间隔，了解外侧肌间隔。
呈"工"字形切开深筋膜，并向两侧翻开，暴露深层结构。注意勿伤及肌肉。

（二）解剖股三角

1. 辨认股三角周界　上界：腹股沟韧带；内侧界：长收肌内侧缘；外侧界：缝匠肌

内侧缘。

2. 解剖股鞘 在腹股沟韧带中点下方稍内侧找出股鞘。用尖镊提起股鞘前层，分别在股动脉、股静脉、股管前面正中作三个长约 3cm 的纵行切口，确认股鞘被两个呈矢状位的纤维隔分为三个部分，自外侧向内侧分别容纳股动脉、股静脉、股管。

3. 探查股管 用镊子柄或小指在股静脉内侧轻柔向上探查股管，可见下端为盲端，管内含疏松结缔组织和少量淋巴结；向上探查股环（即股管上口），理解股疝的发生位置。对照理论教材确认股环的周界：前为腹股沟韧带、后为耻骨梳韧带、外侧为纤维隔、内侧为腔隙韧带（股环四周都是致密的纤维结缔组织，此为股疝容易发生嵌顿的原因）（图1-5）。

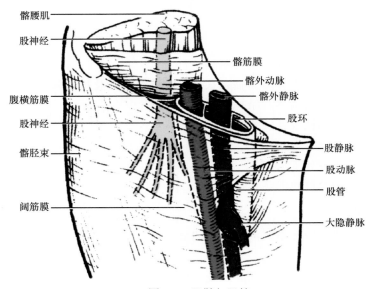

图1-5 股鞘与股管

4. 解剖股动脉及其分支 自近侧端提起动脉主干，顺着主干游离动脉周围的筋膜，直至进入收肌管处。自上而下寻认股动脉的分支（图1-6）。

（1）在主干起始处寻认腹壁浅动脉、旋髂浅动脉和阴部外动脉三条浅动脉。与同名静脉伴行。

（2）股深动脉及其分支：在距离腹股沟韧带中点下方 3～5cm 处，自股动脉主干的后方略偏外侧发出股深动脉，股深动脉起点稍下方向外侧发出较为粗大的旋股外侧动脉，向内侧发出细小的旋股内侧动脉。

（3）穿动脉：从股深动脉主干不同高度自上而下发出 3～4 条穿动脉进入股后区。可在解剖股后区时再行确认，不用花太多时间寻找。

5. 股静脉及其属支 与同名动脉伴行，静脉周围可见数目不等的腹股沟深淋巴结。简要观察即可。

6. 股神经及其分支的解剖

（1）肌支、皮支。在股动脉起始处外侧找出股神经主干，向下呈马尾状发出若干肌支和皮支。向缝匠肌和股四头肌发出若干分支，观察其肌支的支配情况。

（2）隐神经。沿股动脉主干伴行，是人体最长的皮神经，追踪至穿入收肌管处。

7. 辨认大腿前群肌 即缝匠肌、股四头肌。区分股四头肌的四个头：股直肌、股内侧肌、股外侧肌、股中间肌。观察各肌的起止点。理解其作用。

（三）解剖股内侧区

1. 寻认闭孔神经、闭孔动静脉 去除股内侧区浅、深筋膜，翻起长收肌，在其深面可见闭孔神经、动静脉的前支，贴于短收肌浅面走行。在短收肌深面为闭孔神经、血管的后支。

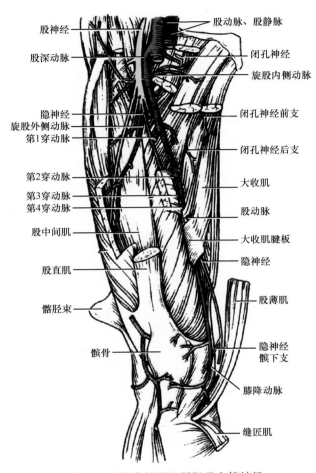

图 1-6 股前内侧区深层肌及血管神经

2. 辨认股内侧群肌 浅层肌：自外上向内下分别为①耻骨肌、②长收肌、③股薄肌。深层肌：①短收肌，位居长收肌深面；②大收肌，位居后下方，体积最大，在长收肌与股薄肌之间延续为腱板，参与组成收肌管前内侧壁。

（四）解剖收肌管

在股三角尖，用尖镊顺着隐神经、股动脉、股静脉主干走向穿入收肌管，保护管内结构，斜向内下后方切开大收肌腱板，打开收肌管。

先观察理解收肌管的周界、通向、穿行结构及其位置关系。收肌管的外侧界为股内侧肌，前内侧界为缝匠肌和大收肌腱板，后界为长收肌和大收肌。上通股三角，下通腘窝。管内结构自前向后分别是隐神经、股动脉、股静脉。

追踪隐神经，直至在膝关节内侧浅出皮下，确认其浅出皮下后向下伴行大隐静脉主干。

寻找膝降动脉，在收肌管内发自股动脉主干，至膝关节内侧。

四 、 特 别 提 示

1. 打开股鞘、探查股管时应轻柔、细心，否则易于破坏结构，影响观察。

2. 不需切断缝匠肌和长收肌，翻开即可寻认深层结构。

3. 提起股动脉寻找股深动脉时，不可太用力，防止动脉主干断裂。

五 、 复 习 思 考 题

1. 某女患者，60 岁；因右下腹痛并自扪及包块 7 小时急诊入院，伴腹胀、呕吐等症状，既往无类似病史。体检：T：37.8℃，P：90 次 / 分，R：20 次 / 分，BP：105/70mmHg，腹部查体：腹平软，未见胃肠型及蠕动波，肝脾肋下未扪及，右腹股沟区见一圆形肿块，约 4cm×3cm 大小，有压痛，界欠清，肿块位于腹股沟韧带外下方。血常规等检查无明显异常。诊断为："嵌顿性股疝"。现用已学解剖知识分析：

（1）何为"股疝"？其形成的解剖学基础是什么？

（2）试分析股疝多发于男性还是女性？

（3）股管的位置和股环的周界？

（4）试从解剖学角度分析股疝是否容易发生嵌顿？

（5）此患者需行股疝修补术，试分析在手术中可能损伤哪些结构？

2. 收肌管的周界、通向、穿行结构及其位置关系如何？

第三节　臀区、股后区

一、教 学 目 标

（一）掌握内容

1. 臀部主要肌肉，臀大肌、臀中肌、梨状肌的配布。

2. 梨状肌上孔、梨状肌下孔、坐骨小孔的位置、穿行结构及其位置关系。

3. 臀大肌、臀中肌的神经与血管配布。

4. 坐骨神经的走行、分支分布，安全侧的临床意义。

5. 股后群肌的辨认。

（二）了解内容

1. 臀部皮神经的配布。

2. 髋肌后群小肌肉的辨认。

3. 穿动脉的确认。

二、解 剖 导 图

①皮肤划线、切皮、翻皮—②寻认皮神经，去除浅筋膜—③暴露臀大肌周缘，切断臀大肌—④分离辨认梨状肌—⑤解剖梨状肌下孔—⑥分离臀中肌与梨状肌—⑦解剖坐骨小孔—⑧解剖梨状肌上孔—⑨解剖辨认股后群肌—⑩解剖、追踪坐骨神经直至腘窝。

三、解 剖 操 作

（一）皮肤切口

尸体俯卧，作如下切口（图1-7）：

1. 沿髂嵴从髂后上棘到髂前上棘作弧形切口。

2. 从两侧髂后上棘连线中点向下至尾骨尖作正中切口。

3. 沿臀沟自内侧向外侧作一弧形切口。

4. 平腘窝下部（相当于胫骨粗隆平面）作横行切口。

5. 股后区皮肤可不作切口，直接将已从前面翻开的皮肤向后翻开即可。

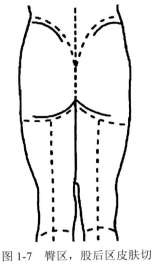

图1-7 臀区，股后区皮肤切口图

用有齿镊夹住皮肤切口的边缘，再切割臀区浅筋膜，向外侧牵拉，翻起臀区皮肤。注意臀区皮肤厚、翻皮时较费力，而臀区浅筋膜较致密，必要时翻皮可带部分浅筋膜。再将股后区皮片翻向外侧，注意翻皮时尽量避免损伤更多的浅筋膜，以免伤及股后皮神经而影响后续观察。

（二）解剖浅层结构

由于臀部浅筋膜厚而特别致密，如若难以剥离，则不必花太多时间寻找浅层结构。

1. 解剖臀区皮神经 有臀上、中、下皮神经。臀上皮神经来自1～3腰神经后支，在髂嵴上缘与竖脊肌交界处浅出皮下下行至臀区；臀中皮神经位居中份，来自1～3骶神经后支；臀下皮神经起自股后皮神经（来自骶丛），自臀大肌下缘中点附近向上行至臀区。

2. 解剖股后皮神经 在臀大肌下缘中点附近，位于深筋膜深面，垂直向下至股后区。

（三）解剖臀区深层结构

1. 解剖并切断臀大肌 臀大肌表面浅深筋膜不必完全去除，游离显露清楚臀大肌上缘和下缘即可。分别在臀大肌上、下缘用手指或刀柄向深面作钝性分离，两手指尖在臀大肌深面对向触碰即可，用镊子自分离处插入，靠股骨大转子切断臀大肌，向内侧翻起。

翻起臀大肌，观察深面的滑液囊。有较多神经与血管穿入臀大肌，辨认其起始后可剪断。

2. 辨认梨状肌 梨状肌出坐骨大孔，其上缘与臀中肌下缘结合较为紧密，需仔细分离，不可破坏该肌，以免影响观察梨状肌上孔的结构及其位置关系。

3. 解剖梨状肌下孔 梨状肌下孔介于梨状肌下缘和上孖肌上缘之间。用尖镊仔细游离穿该孔的结构，自外侧向内侧分别是：坐骨神经、股后皮神经、臀下神经、臀下动静脉、阴部内动静脉、阴部神经。注意血管主干较短，分支众多，观察其配布。注意坐骨神经与梨状肌的关系变异。

4. 解剖坐骨小孔 将臀大肌用力推向内侧，确认该肌深面的坐骨结节，辨认紧贴于臀大肌深面的骶结节韧带，锐性分离臀大肌与骶结节韧带。在骶结节韧带深面仔细寻认穿坐骨小孔的三大结构：自外侧向内侧分别是阴部内动脉、阴部内静脉和阴部神经。

5. 切断臀中肌 仔细钝性分离臀中肌与其深面的臀小肌，自中间切断臀中肌并翻起，可见其深面穿自梨状肌上孔的血管与神经。

6. 解剖梨状肌上孔 位居臀小肌下缘与梨状肌上缘之间，自外侧向内侧的穿行结构分别是：臀上神经、臀上动脉、臀上静脉。观察神经与血管的配布（图1-8）。

观察梨状肌上、下孔穿行结构的体表投影位置，理解臀部肌肉注射的常选部位。

7. 辨认髋肌后群其余肌 上孖肌、股方肌、下孖肌、闭孔内肌。

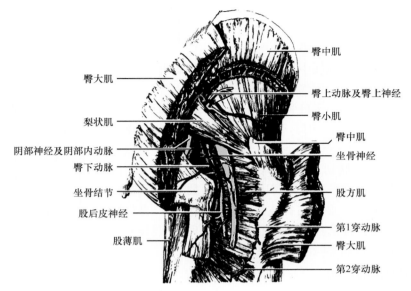

图 1-8　臀部的肌、血管神经

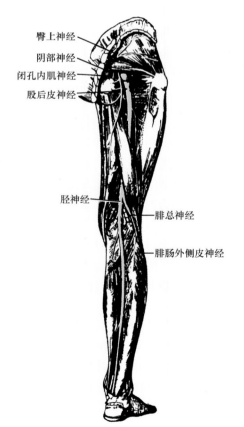

图 1-9　下肢的神经（后面观）

（四）解剖股后区深层结构

去除股后区浅筋膜，确认股后皮神经，并追踪其走行，观察其配布后解剖深层结构。

1. 追踪坐骨神经 提起坐骨神经起端，向下分离至其穿股后群肌处。

2. 分离辨认股后群肌

（1）股二头肌：长头起自坐骨结节，向下行向外侧，在股骨中段稍下方与短头汇合后，构成腘窝上外侧界。观察其止点。

（2）半腱肌：起于坐骨结节，行于内侧浅层，观察下份肌腱细长，约占该肌总长的一半而得名。

（3）半膜肌：起于坐骨结节，位居半腱肌深面，上份腱膜较长，约占该肌总长一半而得名。

半腱肌与半膜肌向下构成腘窝上内侧界，观察该两肌的止点。

3. 观察坐骨神经在股后区的走行、分支、分布。 可见坐骨神经发支支配股后群三块肌，且内侧分支较多，故坐骨神经外侧为安全侧。坐骨神经在腘窝稍上方分为内侧的胫神经和外侧的腓总神经，前者较后者粗大（图 1-9）。

4. 观察股后区的血管，来自股深动脉发出的穿

动脉及伴行静脉。小隐静脉可自腘窝上行与穿静脉汇合。

四、特别提示

1. 股后皮神经易于在臀大肌下缘处被切断，需细心解剖。

2. 臀大肌切断的位置如果居中，则难以翻起，影响解剖深层结构。

3. 坐骨小孔的穿行结构辨认有一定难度，需紧贴骶结节韧带深面仔细解剖，否则容易被破坏。

4. 坐骨神经主干不能被误断，如切断，会被视为严重操作失误。坐骨神经在臀大肌深面穿行位置可有多种变异，观察本例标本后以简图形式记录。

5. 股二头肌长头与短头的辨认不能出错。

五、复习思考题

1. 梨状肌上、下孔出入结构及其排列关系怎样？

2. 描述坐骨神经在股后区的体表投影？何为臀区的注射安全区？

第四节 腘窝、小腿后区、足底

一、教学目标

（一）掌握内容

1. 腘窝的周界、结构及其位置关系。

2. 小腿后区的肌肉配布。

3. 胫神经的走行、分支分布。

4. 腘动脉的走行、分支分布。

5. 踝管的周界、结构及其位置关系。

（二）了解内容

1. 小腿后区的浅层结构。

2. 足底肌及血管。

3. 胫骨后肌与趾长屈肌、踇长屈肌分别形成的腱交叉，交叉位置及交叉的实际意义。

二、解剖导图

①皮肤划线、切皮、翻皮—②寻认皮神经，去除浅筋膜—③解剖腘窝—④暴露小腿三头肌浅层的腓肠肌，切断腓肠肌内外侧头—⑤切断比目鱼肌—⑥解剖小腿后区深层结构—⑦解剖踝管—⑧解剖足底。

三、解剖操作

（一）皮肤切口

尸体俯卧，作如下切口（图1-10）：

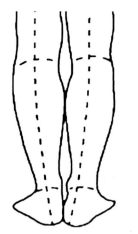

图 1-10　腘窝，小腿后区，足底皮肤
切口图

1. 沿小腿后区正中作纵行皮肤切口至足后面。

2. 在内、外踝连线处作横行切口；足底沿各趾根作横切口。

3. 将小腿后面皮片翻向外侧；足底皮肤较厚而浅筋膜较薄，可一起剥离。

（二）解剖浅层结构

1. 解剖小隐静脉　自小腿后区外踝后上方向上追踪小隐静脉，观察其汇入点。

2. 解剖皮神经　小腿后区的皮神经有腓肠神经、腓肠内侧皮神经、腓肠外侧皮神经。在腘窝下方，腓肠内侧皮神经起自胫神经、腓肠外侧皮神经起自腓总神经（两者多位于深筋膜深面），两者在小腿后区中份附近汇合成腓肠神经。腓肠神经伴行小隐静脉。

（三）解剖腘窝

1. 观察腘窝周界　上外侧界为股二头肌肌腱，上内侧界为半腱肌和半膜肌肌腱，下外侧界为腓肠肌外侧头，下内侧界为腓肠肌内侧头。

2. 解剖腘窝内结构　用尖镊剔除腘窝内丰富的结缔组织，淋巴结也一并清除，显露致密的腘血管鞘，注意勿伤及腘血管的分支。对腘动脉与腘静脉等诸结构的位置关系先做复习，然后再打开鞘观察验证（图 1-11）。

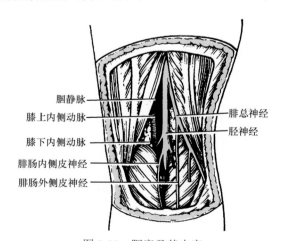

图 1-11　腘窝及其内容

（1）观察坐骨神经在腘窝稍上方发出的胫神经和腓总神经，胫神经垂直向下穿比目鱼肌腱弓下行；腓总神经贴于股二头肌内侧斜向下外走行，绕腓骨颈外侧至小腿外侧群肌，此处为其最表浅处，理解腓总神经在该位置最易损伤的原因。

（2）纵向切开腘血管鞘，观察腘静脉位于腘动脉浅面，两者贴合较紧，从上到下、浅深、内外侧关系可有变化，观察后以简图记录。

（3）解剖腘动脉的关节支。紧贴膝关节关节囊的后壁在腘动脉主干两侧从上向下寻认以下关节支。因关节支横行走行，需顺着血管方向剥离。

1）膝上内侧动脉与膝上外侧动脉。

2）膝中动脉。

3）膝下内侧动脉与膝下外侧动脉。

注意腘动脉关节支可以有变异，分支可多于以上五条。

（四）解剖小腿后区

自中间切断小隐静脉及皮神经，钝性分离腓肠肌内、外侧头。提起胫神经主干，可见有很多分支进入该肌两头（图1-12）。

1. 切断腓肠肌内、外侧头 用镊子保护好深层结构尤其是腘动脉、腘静脉和胫神经，在血管神经进入腓肠肌处稍下方（距离两头起点约5cm处，分别切断两头）。

2. 切断比目鱼肌 观察比目鱼肌腱弓的位置，胫神经纵向穿行腱弓行向深面。用尖镊顺着胫神经主干方向插入，保护好血管神经主干。再从跟骨结节上方（即跟腱起始处）自下而上暴露小腿三头肌肌腱，钝性分离比目鱼肌，切断比目鱼肌内侧头。将小腿三头肌整块翻向外侧，解剖深层结构。

3. 解剖小腿后区的血管神经

（1）追踪胫神经，观察其走行、分支和分布，可见其发支支配小腿所有后群肌。

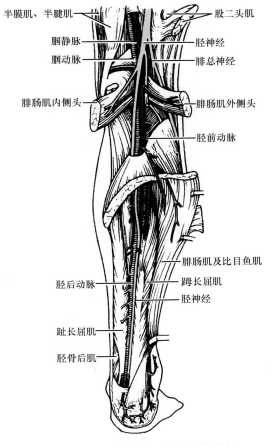

图1-12 小腿的血管、神经（后面观）

（2）解剖腘动脉在小腿深层的分支：胫前动脉、胫后动脉。胫后动脉再向外侧发出腓动脉。均有两条同名静脉伴行于动脉两侧。

①胫前动脉：腘动脉穿比目鱼肌腱弓后随即向前方发出胫前动脉，穿小腿骨间膜进入小腿前面，寻找到分支起始处即可，在解剖小腿前外侧区时再行确认。

②胫后动脉：沿小腿三头肌深面近中线处垂直下行，有同名静脉和胫神经伴行。

③腓动脉：较为粗大，起自胫后动脉主干上份，行向外下，沿途不断发出分支。

4. 辨认小腿深层肌 腘肌、胫骨后肌、趾长屈肌、姆长屈肌。根据肌腱辨认，不可强行分离肌性部分，以免造成破坏。

（1）腘肌：不恒定，肌性部分位居上份，较短，腱性部分细长。

（2）胫骨后肌：肌性部分位居中份，肌腱在踝管稍上方经趾长屈肌腱深面交叉至前方。

（3）趾长屈肌：肌性部分位居胫骨后肌内侧，在踝管稍上方与胫骨后肌腱浅层交叉至后方。

（4）姆长屈肌：位居胫骨后肌外侧，较前两块肌发达，肌腱在踝管内位居所有结构的最后方。

（五）解剖踝管

充分暴露踝管周围及靠足底的皮肤，在内踝与跟骨结节之间显露屈肌支持带，观察其附着及坚韧度。观察理解踝管的周界、穿行结构及其位置关系。

纵行切开屈肌支持带，观察穿行踝管的结构及其位置关系。由前向后分别是①胫骨后肌腱、②趾长屈肌腱、③胫神经、④胫后动静脉、⑤踇长屈肌腱（图1-13）。

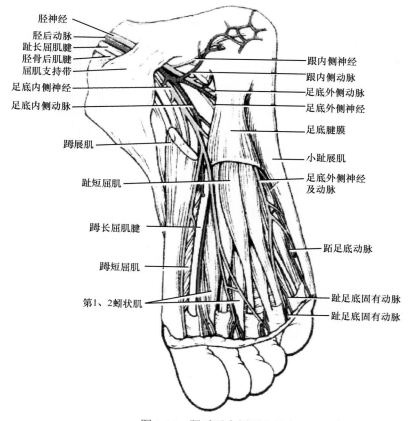

图 1-13　踝后区内侧面和足底

（六）解剖足底

1. 足底浅筋膜致密，不易与皮肤分离，可直接显露厚而坚韧的深筋膜浅层。

2. 从足跟前约 3cm 处小心横断跖腱膜。将深面的趾短屈肌分离，并将跖腱膜向远端翻起，直至趾根处，但注意勿伤及趾的血管和神经。从内踝下方、踝管内，沿胫神经和胫后血管向下追踪，可见这些结构穿入踇展肌的深面。修洁踇展肌，用刀柄在靠近跟骨处插入其深面，切断并向远端翻起，可见胫后血管和神经均分为内侧支和外侧支，分别行于足底内侧沟和外侧沟内，分支分布于足底。然后靠近足跟处切断趾短屈肌，并向远侧翻起，进一步显露其深面的足底外侧神经和血管。

四、特　别　提　示

1. 腘动脉的关节支紧贴关节囊分布于关节，与肌支易混淆。

2. 切断腓肠肌与比目鱼肌时勿伤及血管神经主干，尤其不能伤及胫神经、腓总神经。在腘窝下角处，血管神经分支较多，在认清和保护好主干的前提下，辨认后可大胆切断分支。

3. 联系小腿后群深层肌的配布理解腱交叉，便于记忆。

五、复习思考题

1. 描述腘窝的境界和腘窝内血管、神经的位置关系。
2. 描述小腿深层肌的位置与"腱交叉"关系。
3. 描述踝管的构成，通过内容的位置关系，请自行查阅"踝管综合征"，并深入理解其症状的解剖学原因。

第五节　小腿前外侧区、足背

一、教学目标

（一）掌握内容

1. 腓深、浅神经的起始，行程和分支。胫前动脉、胫前静脉的走行、分支与分布。
2. 腓深神经的起始、走行、分布。
3. 足背动脉的走行、压迫止血位置。

（二）了解内容

1. 小腿前、外侧群肌的名称、位置、作用。
2. 踝关节的支持带。

二、解剖导图

①去除浅筋膜，解剖支持带—②解剖小腿前、外侧群肌—③解剖胫前动脉、胫前静脉、腓深神经—④解剖足背动脉—⑤解剖足背。

三、解剖操作

去除浅筋膜，游离浅层结构，将隐神经和大隐静脉主干拉向远侧，显露深筋膜。寻认自小腿中下 1/3 浅出皮下的腓浅神经，追踪至足背，观察其分布。

（一）解剖深筋膜

仔细解剖踝关节周围的支持带，分别是伸肌上下支持带、腓骨肌上下支持带。观察其形态位置（图 1-14）。

（二）解剖小腿前、外侧群肌

1. 小腿前群肌　从远端肌腱处从下而上分离肌肉，由内侧向外侧依次是胫骨前肌、跛长伸肌、趾长伸肌。在踝关节前经支持带深面行向远侧。

（1）胫骨前肌，紧贴胫骨前面外侧，肌腱远端行向足弓内侧，观察其止点。
（2）跛长伸肌，肌腱自胫骨前肌腱和趾长伸肌腱之间自深层穿出，行向跛趾。
（3）趾长伸肌，位居外侧，肌腱在足背分为四束分别行向除跛趾外的四个足趾。

2. 小腿外侧群肌　紧贴腓骨外侧，由浅入深分别是较长的腓骨长肌和较短的腓骨短肌。两肌上端深面有腓浅神经走行，并受其分支支配。

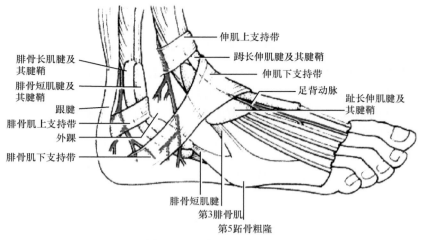

腓骨长肌腱及
其腱鞘
腓骨短肌腱及
其腱鞘
跟腱
腓骨肌上支持带
外踝
腓骨肌下支持带

伸肌上支持带
踇长伸肌腱及其腱鞘
伸肌下支持带
足背动脉
趾长伸肌腱及
其腱鞘

腓骨短肌腱
第3腓骨肌
第5跖骨粗隆

图 1-14　踝与足背外侧面

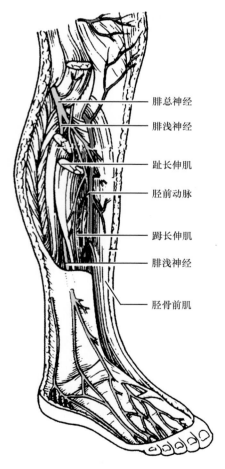

腓总神经

腓浅神经

趾长伸肌

胫前动脉

踇长伸肌

腓浅神经

胫骨前肌

图 1-15　小腿的血管、神经（前面观）

（三）解剖小腿前外侧区深层结构

　　小腿前区深层血管神经束是胫前动脉、胫前静脉、腓深神经，三者自小腿中上 1/3 附近才逐渐伴行。血管在内外踝连线中点改名为足背动静脉，此处位置表浅（图 1-14）。

　　小腿外侧区走行的是腓浅神经。腓浅神经和腓深神经在腓骨颈处发自腓总神经。

　　1. 胫前动静脉　胫前动脉发自腘动脉，穿小腿骨间膜行向小腿前区深层。上份位居胫骨前肌与趾长伸肌之间，下份位居胫骨前肌与踇长伸肌之间。在胫前动脉上份寻认胫前返动脉。

　　2. 腓深神经　在腓骨颈处发自腓总神经，从外上斜向内下穿入肌深层，逐渐与胫前血管伴行。沿途发出肌支支配小腿前群三块肌及第三腓骨肌（图 1-15，伴随胫前动脉者为腓深神经，不作标注）。

（四）解剖足背

　　1. 解剖足背动脉　胫前动脉至内、外踝连线中点延续为足背动脉。此动脉于踇短伸肌内侧缘和深面前行，沿途分支至足背和趾，确认其分支是否形成足背动脉弓。

　　2. 观察足背腱膜及肌腱走行　剖认踇短伸肌和趾短伸肌。修洁 1～2 个足趾远端肌腱，观察肌腱止点。

四、特别提示

　　1. 解剖时需细心保持伸肌上下支持带、腓骨肌上下支持带的完整性，观察其形态位置后再去除。

2. 解剖腓总神经时注意它分叉的部位，深刻理解腓骨颈处腓总神经表浅，易损伤这个知识点。

3. 解剖足背动脉时仔细观察其位置，并在自己身上体验能否摸到其搏动。

五、复习思考题

1. 正常人可在何处触及足背动脉搏动？请查阅其意义如何？

2. 试述腓浅、深神经的起始、行程、分布及损伤后的表现？

3. 患者男性，30 岁，因骑共享单车与他人发生碰撞，左小腿剧烈疼痛，无法行走，急诊入院。查体见左小腿外上部擦伤严重，触诊压痛明显，并有骨摩擦感，足下垂并伴轻度内翻，左小腿前外侧区皮肤和足背皮肤感觉障碍。经影像学检查确诊为左腓骨颈骨折。请思考以下问题：

（1）此处骨折可能损伤了什么神经？其解剖学原因？

（2）请运用已学过的解剖学知识解释出现这些症状的原因？

（石 钊）

第二章　上　　肢

第一节　上肢前面浅层结构、胸前区

一、教学目标

（一）掌握内容

1. 头静脉、贵要静脉的起始、走行及汇入，肘正中静脉在两者之间的连接类型。前臂外侧皮神经的走行及分布。

2. 女性乳腺的结构特点及淋巴引流。

3. 锁胸筋膜的位置及穿行结构。

4. 胸大肌、胸小肌的位置及血管神经配布。

（二）了解内容

1. 上肢的境界及分区。

2. 上肢前面的皮神经。

3. 胸前区浅筋膜的特点及浅血管、皮神经。

二、解剖导图

①皮肤划线、切皮、翻皮—②修洁辨认浅静脉—③解剖皮神经—④解剖胸前区浅层结构（含女性乳腺）—⑤解剖锁胸筋膜—⑥解剖胸大肌、胸小肌、锁骨下肌（注意切断位置）。

三、解剖操作

上肢适当外展，充分暴露上肢前面，上肢远端往往处于内旋状态，需要助手进行外旋固定。

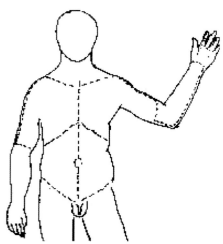

图 2-1　上肢、胸前区皮肤切口图

（一）皮肤切口

尸体仰卧，作如下切口（图 2-1）。

1. 胸前正中纵向切口　胸骨柄上缘—剑突。

2. 沿锁骨上缘横切口　颈静脉切迹—锁骨上缘—肩峰。

3. 沿肋弓的斜切口　剑突—肋弓下缘—腋后线。

4. 肩、臂部上份外侧纵切口　肩峰—臂外侧缘—臂上、中 1/3 交界处。

5. 臂部上份横切口　臂上、中 1/3 交界处横行切向内侧。

6. 臂、前臂内侧纵行切口 将上述切口纵行经前臂内侧切向腕部。

7. 沿腕近侧横纹处作横切口

8. 将皮片翻起，暴露胸前区、上肢前面。

（二）解剖上肢前面浅层结构

1. 解剖浅静脉 上肢前面的浅静脉主干主要有头静脉、贵要静脉和肘正中静脉，三者的起始、走行和连接情况有多种类型，观察后加以记录（图2-2）。

（1）头静脉，起自手背静脉网桡侧，自手背后面桡侧逐渐行向前上，在肘窝外侧及前臂有前臂外侧皮神经伴行。在肘关节上方行经肱二头肌外侧沟，再经胸大肌与三角肌间沟（此段走行位置较深）转向前内，多在锁骨中份稍外侧下缘穿锁胸筋膜汇入腋静脉或锁骨下静脉，汇入情况有待胸前区深层操作时验证。

（2）贵要静脉，起自手背静脉网尺侧端，自手背后面尺侧逐渐行向前上，经肘关节内侧向上行于肱二头肌内侧沟，在臂中份穿深筋膜进入深层，汇入肱静脉或腋静脉。

（3）肘正中静脉，位居肘窝，连于头静脉与贵要静脉之间，连接形式可有多种类型，观察并记录。

其余浅静脉复杂多变，存在多种类型，结合活体体表观察理解。

2. 解剖皮神经 上肢前面皮神经数目多，来源广。主要解剖观察：

（1）前臂外侧皮神经，是肌皮神经在肘窝外侧稍上方浅出皮下后的部分，与头静脉伴行，可达手背桡侧及拇指桡侧，变异较多。

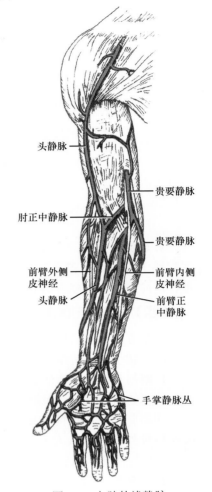

图 2-2 上肢的浅静脉

（2）前臂内侧皮神经，发自臂丛，在肘窝稍上方肱二头肌内侧缘浅出皮下，伴行贵要静脉。

其余如臂内侧皮神经，腋神经在臂部外侧的皮支，来自第二肋间隙的肋间臂神经等，简要解剖观察即可。

（三）解剖胸前区浅层结构

上肢前面浅层结构操作完成后，内旋肩关节，松弛胸大肌，适度外展上肢。充分暴露胸前区外侧至腋后线，下至肋弓下缘附近。分别解剖肋间神经前皮支和外侧皮支，观察伴行血管。解剖观察1～2支即可。另外，锁骨下缘至第二肋间尚有起自颈丛的锁骨上神经。成年女性标本还需解剖乳腺（图2-3）。

1. 肋间神经前皮支 在胸骨外侧缘1～2cm肋间隙浅出皮下。

2. 肋间神经外侧皮支 在腋中线前方浅出皮下。其中第二肋间神经为肋间臂神经，行向外侧达臂内侧。

解剖上述结构时，需先行定位，在翻起浅筋膜时细心寻找，否则容易拉断或破坏。

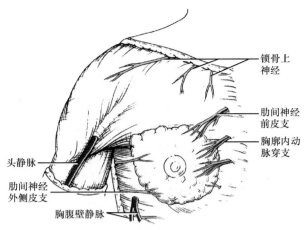

图 2-3　胸前区的浅层结构

3. 乳腺　在第二肋至第六肋之间的浅筋膜中分离暴露乳腺，在翻起皮肤的过程中，观察连于皮肤与乳腺小叶间的乳房悬韧带。沿乳头向周围作放射状切口，观察输乳管的走行。简要观察乳腺组织后作整体摘除。

（四）解剖胸前区深层结构

观察寻认浅层结构后，去除浅筋膜，解剖深层结构。该区重要的深层结构有锁胸筋膜、胸大肌、胸小肌、前锯肌等。肋间隙的结构在胸部开胸后再行解剖观察。

1. 解剖胸大肌　修洁胸大肌，细心修洁胸大肌周缘及表面的深筋膜，显露胸大肌周界，观察其起始附着情况。保护好胸大肌上缘深面的锁胸筋膜及穿行结构。

切断胸大肌，钝性分离后，沿胸大肌起点呈弧形切断：上缘贴锁骨下缘骨面，内侧缘距胸骨外侧缘 2cm 左右，下缘在第六肋下缘附近。切断后翻肌向外侧。在翻起时，注意观察自深面穿入该肌的血管神经，在老师示教或自行辨认清楚后剪断。

2. 解剖胸小肌　翻起胸大肌后即可观察到深面的胸小肌，起自 3～5 肋前面，肌纤维斜向外至喙突。观察位居上缘的锁胸筋膜。

3. 解剖锁胸筋膜　锁胸筋膜位于锁骨下肌下缘、胸小肌上缘与喙突之间，穿行结构有头静脉、胸肩峰血管、胸外侧神经。分离辨认胸肩峰动脉的主要分支及分布。

4. 切断胸小肌　游离胸小肌上缘，贴于喙突处切断胸小肌，翻肌向内侧，即打开了腋窝的前壁。

四、特别提示

1. 头静脉与贵要静脉在远端可能没有明显的干，头静脉肘窝上段可能非常细小或缺如。

2. 胸大肌与胸小肌的切断位置不能随意改变。个别标本胸小肌薄弱，易破坏。

3. 在胸骨两侧缘或某一侧浅层可能出现胸直肌，较少见。

五、复习思考题

1. 简述上肢浅静脉主干的起始、走行、汇入。

2. 乳腺癌患者，癌细胞可转移至何处？

第二节　腋窝、臂前区

一、教　学　目　标

（一）掌握内容

1. 腋窝的周界、结构及其位置关系。

2. 腋窝淋巴结的分群、收纳范围。

3. 腋鞘的组成、位置、内容及通向。

4. 腋动脉的分段及其各段分支的分布。

5. 臂丛的主要分支正中神经、尺神经、桡神经、肌皮神经、腋神经、胸长神经、胸背神经的走行及各支分布。

6. 正中神经、尺神经在臂前区的走行。

7. 肱动脉的走行、分支分布，不同部位的压迫止血方法。

8. 臂前群肌的配布与神经支配。

（二）了解内容

1. 腋静脉及其属支。

2. 臂丛的分支、臂内侧皮神经、前臂内侧皮神经、肩胛下神经、胸内侧神经和胸外侧神经。

3. 肱静脉的走行及主要属支。

二、解　剖　导　图

①去除浅筋膜—②观察腋窝周界，清除腋窝内的结缔组织，观察腋窝淋巴结—③解剖、修洁、辨认腋窝内结构—④解剖臂前区。

三、解　剖　操　作

（一）解剖腋窝

适当外展上肢，将皮肤翻至腋后线附近，以充分暴露腋窝。在腋窝底，皮下与腋筋膜之间有丰富的纤维结缔组织，需细心剔除，以免伤及肌肉。用尖镊剔除腋窝内发达的疏松结缔组织，注意勿伤及血管神经。在结缔组织中含有数目较多的淋巴结，观察后去除，对照教材复习巩固腋窝淋巴结的分群和收纳范围。离断肋间臂神经。

1. 观察腋窝周界　辨认腋窝周围的肌肉：前为胸大肌、胸小肌、锁骨下肌；后为肩胛下肌、大圆肌、背阔肌；外侧为喙肱肌、肱二头肌短头；内侧为前锯肌。腋窝尖位居锁骨外侧端、肩胛骨上缘和第一肋之间，通向颈根部外侧。

2. 解剖腋鞘　腋鞘，又称颈腋管，由颈深筋膜深层（即椎前筋膜）延续至腋窝包绕腋血管及臂丛而成。顺着血管神经主干方向打开腋鞘，解剖并游离腋鞘内结构。

3. 解剖腋静脉及其属支　由于腋静脉位居诸结构的浅面，属支众多，会影响显露深层结构，故可在辨认清楚后离断其分支，保留腋静脉主干。

4. 解剖腋动脉及其分支　将胸小肌恢复原位，观察腋动脉被其分为不对等的三段。

分别寻认各段分支，注意腋动脉分支起点位置与走行变异较多。

（1）第一段：位于第一肋外缘与胸小肌上缘之间，分支主要有胸肩峰动脉、胸上动脉。胸肩峰动脉穿锁胸筋膜（见前述）。胸上动脉进入邻近胸壁。

（2）第二段：位于胸小肌深面，分支主要有胸外侧动脉。

（3）第三段：位于胸小肌下缘与大圆肌下缘之间，主要分支有肩胛下动脉、旋肱前动脉、旋肱后动脉。

1）肩胛下动脉，是腋动脉最粗大的分支，多在腋动脉靠肩胛下肌下缘发出，行向内下，主干较短，发出旋肩胛动脉和胸背动脉两大分支，前者穿三边孔至肩胛区，后者有同名神经伴行，分布至背阔肌并因此而得名。

2）旋肱前动脉，平肱骨外科颈平面发出，围绕肱骨外科颈前方行向外侧。

3）旋肱后动脉，恒定且较前者粗大，起点多同于旋肱前动脉，绕肱骨外科颈后方与前者形成环状吻合，参与组成肩关节动脉网。

5. 解剖臂丛在腋窝内的分支　臂丛在腋窝包裹腋动脉周围，内侧束、外侧束、后束分别发出分支。由外向内、由浅入深按序剖露辨认各神经，分别是：肌皮神经、正中神经、尺神经、臂内侧皮神经、前臂内侧皮神经、桡神经、腋神经、胸长神经、胸背神经、肩胛下神经、胸内侧神经和胸外侧神经等。重点寻认：

（1）肌皮神经，起自臂丛外侧束，穿喙肱肌进入并支配臂前群肌，远侧段在肘窝稍上方自肱二头肌外侧缘浅出，更名为前臂外侧皮神经。

（2）正中神经，有内外侧两个根，分别起自臂丛内侧束和外侧束，多在腋动脉前方逐渐行向动脉外侧。

（3）尺神经，起自臂丛内侧束，自腋动脉内侧行向臂部，较正中神经略细。

（4）桡神经，起自臂丛后束，行向后下。解剖时需轻轻提起腋动脉第三段，在其后方寻找粗大的桡神经，可见其经背阔肌下缘前面行向后下进入肱骨后面的桡神经沟，有肱深动脉伴行。

（5）腋神经，起自臂丛后束，伴行旋肱后动脉穿四边孔至肩胛区。起端位置较桡神经靠后上，故需提起腋动脉，并谨慎地向前内拉起肩胛下动脉主干，细心剔除神经表面的筋膜方可找出该神经。

（6）胸长神经，发自臂丛锁骨上部，在腋窝内侧壁靠腋中线行向下方，贴于前锯肌表面走行并发支支配该肌。有胸外侧血管伴行。

（7）胸背神经，发自臂丛后束，与同名动脉伴行（见肩胛下动脉分支胸背动脉）。

腋窝结构较为复杂，操作完成后需反复观察（图2-4）。

（二）解剖臂前区

去除肘窝及臂部的浅筋膜（保留浅静脉和皮神经），在肘窝离断肘正中静脉，暴露深筋膜。

1. 解剖深筋膜，探查肌间隔　观察肱二头肌内、外侧缘，用尖镊提起深筋膜，作"工"字形切口：上横切口平肱骨外科颈平面，下横切口平肱骨内、外上髁连线平面，纵切口在前面正中。向两侧翻开深筋膜，留意观察深筋膜分别在肱二头肌内、外侧深入骨面形成内、外侧肌间隔。切除浅层深筋膜，注意保护肱二头肌内外侧沟中的结构。

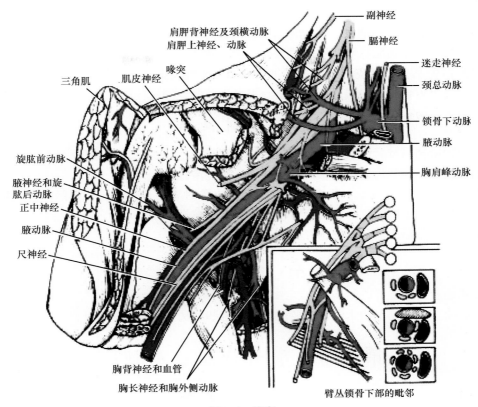

图 2-4 腋窝

2. 解剖血管神经 在肱二头肌内侧沟，从腋窝向下分别追踪正中神经、尺神经、臂内侧皮神经、前臂内侧皮神经、肱动脉与肱静脉。原位观察彼此的位置关系。在肱二头肌外侧沟下份、肘窝外侧确认前臂外侧皮神经。

（1）正中神经。上份贴于肱动脉外侧，中份越过血管前面至其内侧向下走行（可有变异），斜向外侧到达肘窝中部。

（2）尺神经。贴于肱动脉内侧走行，在肘窝稍上方转向内后绕肱骨下端的尺神经沟进入前臂内侧。尺神经内侧伴行有臂内侧皮神经和前臂内侧皮神经。

（3）肱动脉及其分支。提起肱动脉主干，自上而下解剖其分支肱深动脉、尺侧上副动脉、尺侧下副动脉。

1）肱深动脉，在旋肱后动脉起点稍下方起自肱动脉后方（也可起自肩胛下动脉），伴桡神经行向臂后区。

2）尺侧上副动脉，在臂部中、上1/3交界处起自肱动脉内侧缘，行向下内。

3）尺侧下副动脉，在肱骨内上髁上方约5cm起自肱动脉内侧缘，细小，行向肘关节。以上动脉均有同名静脉伴行。

3. 解剖臂前群肌与肌皮神经 臂前群肌共3块，浅层的肱二头肌、上端内侧的喙肱肌、中下段深面的肱肌。

（1）肱二头肌。上端外侧为长头，穿入结节间沟进入肩关节关节囊，起于盂上结节；内侧为短头，与喙肱肌相贴，共同起自喙突。下端浅面为腱膜（转向下内续于前臂深筋膜），深面为肌腱至桡骨粗隆。

（2）喙肱肌。短而细小，位居肱二头肌短头内侧。

（3）肱肌。位居肱二头肌中下段深面，起自肱骨，跨肘关节前面至尺骨粗隆。

自腋窝臂丛找出肌皮神经，拉起主干观察其走行与分支至上述三肌的分布情况。主干在肘窝外上方自肱二头肌外侧缘浅出，更名为前臂外侧皮神经。

四 、 特 别 提 示

1. 分辨腋窝后壁骨骼肌时，需分辨清楚肩胛下肌、大圆肌、背阔肌的空间位置关系。内侧的前锯肌，其肌齿需作辨认，以免与邻近肌混淆。

2. 腋窝内静脉属支数目很多，走行复杂，去除时容易误伤动脉与神经。有的标本静脉内血液尚未完全凝固，破裂后会有渗血，需及时擦净。

3. 寻认臂丛后束的分支腋神经时，勿伤及伴行血管。

五 、 复 习 思 考 题

1. 描述腋窝的周界、结构。

2. 临床上行乳癌根治术时，需要注意保护哪些结构？

第三节　背部浅层、肩胛区

一 、 教 学 目 标

（一）掌握内容

1. 背阔肌、斜方肌的位置。

2. 听诊三角的周界及临床应用。

3. 三边孔、四边孔的围成及穿行结构。

4. 肩胛动脉网的组成与来源。

（二）了解内容

1. 脊神经后支。

2. 冈上肌、冈下肌、小圆肌、大圆肌的辨认。

二 、 解 剖 导 图

①皮肤划线、切皮—②寻认脊神经后支—③解剖、修洁、辨认背部浅层肌（背阔肌、斜方肌）—④观察听诊三角—⑤切开并翻起斜方肌—⑥修洁大圆肌、小圆肌及肱三头肌长头—⑦解剖四边孔、三边孔—⑧寻认肩胛上动脉与神经。

三 、 解 剖 操 作

（一）皮肤切口

尸体俯卧，上肢外展，作如下切口（图 2-5）。

1. 自枕外隆凸沿上项线作横切口至乳突。

2. 自第七颈椎棘突尖向两侧作水平切口至肩峰。

3. 自枕外隆凸向下沿正中线作正中切口至第五腰椎棘突。

4. 自后正中切口下端沿髂嵴向两侧作弧形切口。

（二）解剖浅层结构

在后正中线两侧约 2cm 处寻认脊神经后支，伴行血管为肋间后血管发出的穿支，观察 1～2 支即可。一般而言，脊神经后支在背上部靠近棘突穿出，背下部，靠近肋角穿出（图 2-6）。

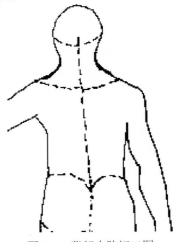

图 2-5 背部皮肤切口图

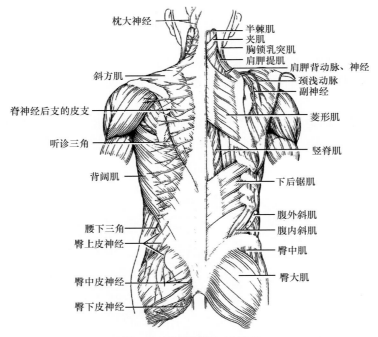

图 2-6 背部肌肉与皮神经

（三）解剖深层结构

去除浅筋膜，显露背阔肌与斜方肌周缘，表面勿需过多修洁，观察肌的配布与起止。背部上份及项背部浅筋膜较厚且致密，需注意去除时不要破坏浅层结构及肌。腰背部深筋膜增厚形成胸腰筋膜。

1. 观察听诊三角、腰下三角 听诊三角位居斜方肌下缘、背阔肌上缘和肩胛骨内侧缘之间，对照教材理解其临床应用。

腰下三角位居背阔肌外下缘、髂嵴和腹外斜肌后缘之间，深面为腹内斜肌。

2. 解剖斜方肌 自斜方肌外下缘，紧贴其深面插入刀柄，钝性分离至其在胸椎棘突的起始处。沿后正中线外侧约 1cm 处由下向上纵行切开该肌；紧贴肩胛冈骨面锐性分离该肌，翻肌向上外。充分显露肩胛区。翻起斜方肌时，注意寻认靠肩胛骨内侧缘走行肩胛背血管（来自颈横血管），以及靠肩胛骨上角分布至斜方肌的副神经。

3. 解剖背阔肌 修洁背阔肌的外下缘，紧贴深面插入刀柄，向内上方钝性分离。沿背阔肌肌性部与腱性部移行处外侧 1cm 处切断背阔肌，翻向外上。观察并切断背阔肌在下位 3 ～ 4 肋和肩胛骨背面的附着点；观察并修洁进入该肌的胸背神经和血管。辨认深面的下后锯肌。

4. 观察腰上三角 腰上三角由竖脊肌外侧缘、腹内斜肌后缘和第 12 肋围成。有时下后锯肌参与围成，则近似四边形。是经腰区的肾手术入路。该区浅层为背阔肌，深面为腹横肌，腹横肌深面有肋下神经、髂腹下神经、髂腹股沟神经。

上述的背阔肌和腰上三角内容可在脊柱区再行解剖观察。

（四）解剖三角肌区、肩胛区

1. 解剖臂外侧上皮神经 臂外侧上皮神经发自腋神经，在三角肌后缘中点下方浅出皮下。

2. 解剖观察骨骼肌 修洁三角肌直至充分显露其周界，观察其肌纤维的走向。钝性分离该肌，切断其在肩胛冈、肩峰上的起点，翻向外侧。逐一解剖以下肌肉。

观察肩胛骨内侧的菱形肌、上缘的肩胛提肌。

修洁大圆肌、小圆肌、肱三头肌长头，观察彼此位置关系。小圆肌紧贴冈下肌下缘（与臀中肌紧贴梨状肌相似），需细心分离。大圆肌紧贴背阔肌上方。肱三头肌长头穿行于大、小圆肌之间。

3. 解剖三边孔、四边孔 充分暴露三角肌后份深面。肱三头肌长头腱穿大圆肌和小圆肌之间至盂下结节，肱三头肌长头腱内侧为三边孔，外侧为四边孔（图 2-7）。

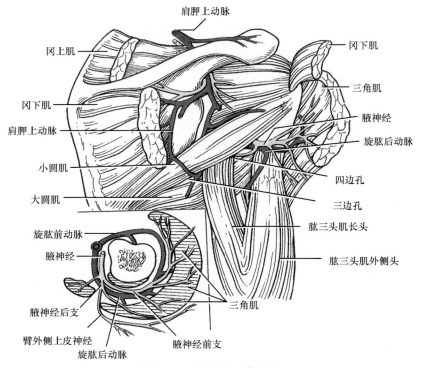

图 2-7 三角肌区、肩胛区

（1）四边孔。上界为小圆肌下缘，下界为大圆肌上缘，外侧界为肱骨外科颈，内侧界为肱三头肌长头。穿行结构为腋神经和旋肱后血管。用尖镊剔除孔内的结缔组织，分离辨认血管神经。可观察到腋神经分数支至三角肌和小圆肌。

（2）三边孔。位于小圆肌下缘、大圆肌上缘与肱三头肌长头内侧缘之间，有旋肩胛血管穿行。

（五）解剖肩胛上神经、血管

钝性分离冈上肌与冈下肌，靠肩胛骨上角切断后向内侧翻起，寻认来自颈部前面的肩胛上神经、肩胛上动脉及肩胛上静脉。肩胛上横韧带横架于肩胛切迹之上，血管位居韧带浅层，神经位居深层。理解肩胛动脉网的构成：肩胛上动脉、肩胛背动脉、旋肩胛动脉。观察肩胛上神经的分布。

四、特别提示

1. 剥离背部皮肤时，不可太厚，以免破坏深层结构。

2. 分离小圆肌与冈下肌时，不可盲目切割，否则会破坏三边孔和四边孔的穿行结构。

3. 靠外侧切断冈下肌与冈上肌时，需保护好深面的结构。

五、复习思考题

1. 肾脏手术时，经腰部切口由浅入深的层次如何？
2. 简述肩胛动脉网的组成与来源。

第四节 臂后区、前臂后区、手背

一、教学目标

（一）掌握内容

1. 肱骨肌管（桡神经管）的围成、结构。

2. 骨间后神经（桡神经深支）的走行与分布。

3. 腕背部伸肌支持带深面的六个骨纤维管及穿行结构。

（二）了解内容

1. 肱三头肌的起止点、位置与作用。

2. 手背皮神经分布。

3. 前臂后群肌的辨认。

4. "鼻烟壶"的周界、结构。

二、解剖导图

①皮肤划线、切皮、翻皮—②寻认前臂后区远侧至手背的皮神经，去除浅筋膜—③观察肱三头肌—④切断肱三头肌外侧头，打开肱骨肌管—⑤寻认臂后区的血管神经—⑥解剖前臂后群肌—⑦解剖腕背部骨纤维管—⑧寻认骨间后血管神经—⑨解剖"鼻烟壶"及手背深层结构。

三、解 剖 操 作

（一）皮肤切口

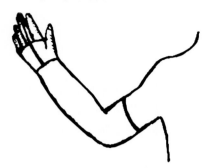

图 2-8　上肢后面皮肤切口

尸体俯卧，作如下切口（图 2-8）。

1. 在肘关节后方作横切口（续于肘前部横切口）。

2. 沿掌指关节作横切口。

3. 沿手掌内侧缘纵行切至小指掌指关节。

4. 在腕后区正中切至中指掌指关节。

5. 沿中指背面作正中纵行切口。

（二）解剖浅层结构

1. 臂后区浅层结构　臂后区浅筋膜内皮神经细小，来源广泛，简要寻认后剔除臂后区浅筋膜，暴露深筋膜。切开翻起深筋膜，修洁肱三头肌。

2. 前臂后区及手背浅层结构　重点寻认尺神经手背支和桡神经浅支（图 2-9）。

（1）尺神经手背支，在尺骨茎突上方约 5cm 处自尺侧逐渐转向手背，在手背发出若干分支分布于手背尺侧半及对应手指背面。

（2）桡神经浅支，在前臂远侧中下 1/3 交界处自肱桡肌肌腱桡侧浅出，逐渐转向手背，分数支分布于手背桡侧半及对应手指背面。

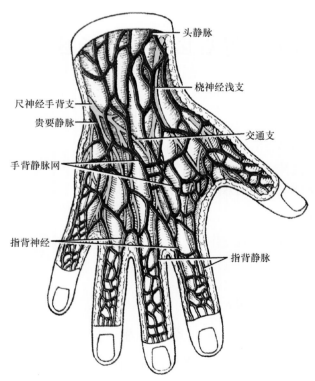

图 2-9　手背浅层结构

（三）解剖臂后区深层结构

观察肱三头肌位置、起止，切断其外侧头，打开肱骨肌管，寻认管内结构。

1. 观察肱三头肌　肱三头肌包绕肱骨大部，区分肱三头肌上端的三个头：中份为长头（肩胛区已观察，起于盂下结节），外侧为外侧头，内侧为内侧头。

2. 切断肱三头肌外侧头，打开肱骨肌管　外展后伸臂部，靠腋窝钝性分离长头与外侧头，找到桡神经与肱深动脉起始处（见腋窝），顺其主干走向用尖镊对向肱骨下端外上髁探入，保护好管内结构，自镊柄之间从内上斜向外下，逐段切开肱三头肌外侧头，打开肱骨肌管。

3. 寻认肱骨肌管管内结构　肱骨肌管内结构有桡神经、肱深动脉及其分支。肱深动脉发出桡侧副动脉、中副动脉。桡侧副动脉主干伴行桡神经行向外下；中副动脉，在中线附近下行。可观察到桡神经紧贴肱骨骨面桡神经沟走行，沿途发出若干分支支配肱三头肌。桡神经在肘窝上方外侧位居肱肌与肱桡肌之间，因此，在肘窝外侧，从肱肌、肱桡肌之间寻向深面，即可找出桡神经。

（四）解剖前臂后区及手背深层结构

观察腕背部伸肌支持带及深面行向远端的肌腱，根据肌腱辨认前臂后群肌，打开腕背部六个骨纤维性管道后，再行解剖中上份深层。肘关节后下方的深筋膜有肌纤维起始，不用切除深筋膜（图 2-10）。

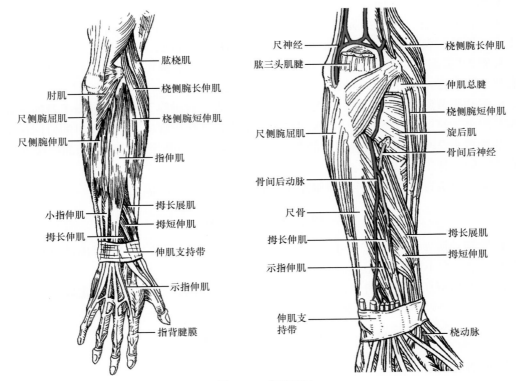

图 2-10　前臂后区

1. 解剖伸肌支持带　位于腕背部的伸肌支持带又名腕背侧韧带，由深筋膜增厚而成。

观察其宽度与附着。

2. 辨认前臂后区远端肌腱 在伸肌支持带上下缘分别逐一分离各条肌腱，观察肌腱走行，根据其支配情况辨认各肌。

（1）第一层（5 块）：桡侧腕长伸肌、桡侧腕短伸肌、指伸肌、小指伸肌、尺侧腕伸肌。

（2）第二层（5 块）：远端 4 块，拇长展肌、拇短伸肌、拇长伸肌、示指伸肌；肘部下方 1 块，旋后肌。

在腕背部，拇长展肌与拇短伸肌肌腱越过桡侧腕长短伸肌肌腱浅层交叉至拇指。桡侧腕长、短伸肌两条肌腱紧贴并行，需分离辨认。

3. 打开腕背部骨纤维性管道 伸肌支持带向深面发出 5 个纤维隔，形成 6 个骨纤维性管道。用尖镊由外侧向内侧分别探入腕背部 6 个骨纤维性管道，逐一纵行切开验证伸肌支持带发出的 5 个纤维隔，分别辨认 6 个骨纤维性管道内肌腱，呈"221211"的数目组合。分别是：

（1）桡侧腕长伸肌与桡侧腕短伸肌肌腱（2 条）。

（2）拇长展肌与拇短伸肌肌腱（2 条）。

（3）拇长伸肌肌腱（1 条）。

（4）指伸肌与示指伸肌肌腱（2 条）。

（5）小指伸肌肌腱（1 条）。

（6）尺侧腕伸肌肌腱（1 条）。

4. 解剖骨间后血管神经 从指伸肌和桡侧腕伸肌肌腱之间自下而上钝性分离，在深面可见骨间后血管、神经穿旋后肌至前臂后区。骨间后血管细小，需细心剖认。桡神经深支穿前臂骨间膜后更名为骨间后神经，支配前臂所有后群肌。

5. 解剖"鼻烟壶" "鼻烟壶"位居拇长伸肌与拇长展肌、拇短伸肌之间，上邻桡骨茎突，内有桡动脉走行，追踪桡动脉至穿第一掌骨间隙处。

6. 解剖手背深层结构 观察手背深层结构，探查手背腱膜下间隙。显露手背的腱膜，观察其附着、伸指各肌腱的排列、腱间结合等结构，以此理解各手指运动时的协同作用。

观察覆盖 2～5 掌骨及骨间肌的骨间背侧筋膜，领会两层深筋膜之间的间隙和手背腱膜之间的手背皮下间隙。

7. 解剖中指背面 追踪伸指肌腱至中指背面，观察指背腱膜。

四、特别提示

1. 肱深动脉及其分支起点可有变异。肱深动脉主干可有缺如，桡侧副动脉和中副动脉有时分别起自不同的动脉。

2. 前臂后群肌的分离辨认，应以远端的肌腱作为标志，根据肌腱的走向进行确认。近侧的肌性部分则不宜过多分离，容易破坏。

五、复习思考题

1. 肱骨骨折若分别发生在肱骨外科颈、肱骨中段、肱骨内上髁稍上方时，各容易损伤什么神经？又会分别引起怎样的临床表现？

2. 描述腕背部肌腱走行与排列规律。

第五节 肘窝、前臂前区、手掌、手指

一、教学目标

(一)掌握内容

1. 肘窝的周界、结构及其位置关系。
2. 前臂前区的血管神经束及走行。正中神经、尺神经、桡神经浅支的分布。
3. 腕管的构成、穿行结构。
4. 手掌中部的层次结构。
5. 腕前区深部的屈肌后间隙、手掌深面的掌中间隙、鱼际间隙的位置与通向。

(二)了解内容

1. 前臂前区筋膜鞘、肌间隔。
2. 前臂前群肌的分层、配布。
3. 指蹼间隙、指髓间隙。
4. 手掌与手指肌腱周围的腱鞘。

二、解剖导图

①再次观察前臂前区浅层结构,去除浅筋膜—②去除深筋膜,切断肱二头肌腱膜和旋前圆肌浅头—③寻认肘窝内结构—④分离辨认前群肌—⑤切断指浅屈肌和指深屈肌肌腱—⑥解剖四大血管神经束—⑦解剖腕管浅层结构,游离并切断掌腱膜,切开屈肌支持带打开腕管—⑧解剖手掌—⑨观察筋膜间隙—⑩解剖手指。

三、解剖操作

屈指肌腱切断之前,手指往往处于紧张的屈曲状态,影响剥离手掌面皮肤,可在前臂前区及腕前区解剖后再解剖手掌。

(一)解剖肘窝

观察浅层结构后,去除浅筋膜,暴露并细心剔除深筋膜。

1. 切断肱二头肌腱膜及旋前圆肌浅头 用尖镊插入肱二头肌腱膜深面,顺旋前圆肌肌纤维方向切断腱膜。提起正中神经,可见其穿旋前圆肌浅深两头之间下行。镊子顺正中神经主干插入,保护好神经,纵行切断旋前圆肌浅头,充分暴露肘窝。

2. 观察肘窝周界 修洁肱桡肌、旋前圆肌,观察肘窝周界:上界为肱骨内、外上髁之间的连线,下外侧界为肱桡肌,下内侧界为旋前圆肌。

3. 解剖肘窝内结构 在肱二头肌内侧,向下显露追踪肱动脉,肘窝中份发出尺动脉与桡动脉。在肱二头肌外侧,再行确认浅层的前臂外侧皮神经。在肱肌下端和肱桡肌上端之间钝性分离两者至深面,找出深面走行的桡神经主干,直至其分出浅支和深支。肘窝内淋巴结无须观察(图2-11)。

(1)尺动脉,在前臂浅层肌深面斜行走向尺侧,在尺侧腕屈肌深面与尺神经伴行,暂不追踪。尺动脉在起始处向深面发出骨间总动脉,骨间总动脉为一短干,发出骨间前动脉和骨间后动脉。在尺动脉起始处稍下方内侧寻认尺侧返动脉，行向内上方加入肘关节动脉网。

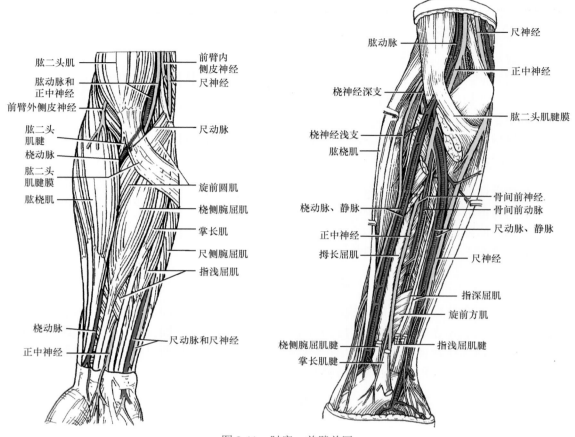

图 2-11 肘窝、前臂前区

（2）桡动脉，斜行走向桡侧，在肱桡肌深面与桡神经浅支伴行。在其起始处稍下方寻认桡侧返动脉，行向外上加入肘关节动脉网。

（二）解剖前臂前区

先行充分显露腕前区肌腱，依据肌腱辨认肌，不可在肘窝附近强行分离各肌，否则容易破坏肌纤维。

1. 解剖腕前区深筋膜 清除浅筋膜（保留皮神经、浅静脉），显露并观察腕掌侧韧带及其深面的屈肌支持带。纵行切开深筋膜（保留腕掌侧韧带），翻向两侧。游离掌长肌肌腱至掌腱膜，锐性分离掌腱膜，在手掌呈弧形切断，将掌腱膜连于掌长肌一并翻向上方，注意勿伤及腱膜深面的血管神经。

2. 辨认前臂前群肌 在远侧依据肌腱辨认。由浅入深分为四层，呈"5121"数目排列，分别是：

第一层（5块）：肱桡肌、旋前圆肌、桡侧腕屈肌、掌长肌、尺侧腕屈肌。

第二层（1块）：指浅屈肌。

第三层（2块）：拇长屈肌、指深屈肌。

第四层（1块）：旋前方肌。

向一侧拉起掌长肌肌腱，钝性分离深面的指浅屈肌和指深屈肌，注意两者之间的正中神经，找出后可用止血钳夹住加以保护。切断屈指肌腱后再观察深面的肌。

3. 切断指浅、深屈指肌肌腱　在腕前部屈肌支持带近侧，找出并保护好指浅、深屈肌之间的正中神经。先靠远侧切断指浅屈肌，再靠近侧切断指深屈肌。两肌切断位置相距 2cm 左右即可，便于拉起指深屈指肌腱远端，观察深面的间隙及通向。此时即可拉直手指。

指深屈肌桡侧为拇长屈肌，拉起拇长屈肌肌腱，观察拇指是否屈曲。靠腕部深面观察位于尺、桡骨之间的旋前方肌。

4. 解剖前臂前区血管神经束

（1）桡血管神经束：在肱桡肌深面，解剖桡动脉、桡静脉主干、桡神经浅支。其中，桡神经浅支在中下 1/3 交界处浅出皮下，桡动脉远侧端在桡骨茎突与桡侧腕屈肌腱之间位置表浅，进入"鼻烟壶"至手掌深面（前已观察）。

（2）尺血管神经束：在尺侧腕屈肌深面找到尺动脉、尺静脉、尺神经，追踪至腕部。

（3）正中神经：行于指浅屈肌与指深屈肌之间，穿腕管下行。

（4）骨间前血管神经束：骨间前神经在肘窝稍下方发自正中神经，与骨间前血管伴行，位居前臂骨间膜前面。

总结前臂前区肌的神经支配规律：桡神经浅支支配肱桡肌（一块），尺神经支配尺侧腕屈肌、指深屈肌尺侧半（一块半），其余六块半受正中神经支配。

（三）解剖腕管

将镊子插入屈肌支持带深面，沿镊子纵行切断屈肌支持带（坚韧），辨认穿行腕管的结构：屈肌总腱鞘及鞘内的指浅屈肌、指深屈肌各四条肌腱，拇长屈肌肌腱及腱鞘，正中神经（即九条肌腱、一条神经）。

观察腕桡侧管：位于腕管桡侧屈肌支持带浅深两层之间，有桡侧腕屈肌肌腱穿行。

观察腕尺侧管：位于腕管尺侧腕掌侧韧带与屈肌支持带之间，内有尺血管神经穿行。

（四）解剖手掌

去除残余掌腱膜，显露深层结构。自掌指关节指蹼间隙处用尖镊剔除较为疏松的结缔组织，显露指掌侧总血管、神经分支处，再依次寻认以下结构：

1. 解剖正中神经、掌浅弓

（1）正中神经。自屈肌支持带远侧缘提起正中神经主干，可见其陆续发出若干分支。顺主干桡侧向大鱼际内侧缘中份追踪，即可寻认正中神经返支，因其返折向外侧穿入鱼际肌而得名。追踪正中神经分出的指掌侧总神经直至掌指关节处，每条再各分出两条指掌侧固有神经，行向手指。观察其在各手指分布。

（2）掌浅弓。几乎与正中神经分支并列在同一层次（血管位居神经浅面），由尺动脉终末支和桡动脉掌浅支汇合而成，汇合形式可有变异。寻认弓凸侧缘发出的分支：1 条小指尺掌侧动脉和 3 条指掌侧总动脉。

2. 解剖尺神经　在腕尺侧管追踪尺神经，可见其在豌豆骨下方发出浅支和深支。追踪尺神经浅支，观察其到无名指尺侧缘和小指的分支。追踪尺神经深支，伴尺动脉深支穿小鱼际肌，支配小鱼际肌、3～4蚓状肌、所有骨间肌和拇收肌。

3. 解剖屈指肌腱及蚓状肌　指浅、深屈肌各肌腱在手掌相互贴行，在肌腱桡侧可清楚观察到四条蚓状肌。第1、2蚓状肌受正中神经支配，第3、4蚓状肌受尺神经支配。

4. 观察屈肌后间隙、掌中间隙、鱼际间隙　自腕管向远端拉起已离断的八条屈指肌腱，边拉边观察深面的筋膜间隔与筋膜间隙。掌中间隔附着于第三掌骨，外侧与外侧肌间隔之间形成鱼际间隙，内侧与小鱼际筋膜之间形成掌中间隙。该操作应由带教老师示教，缓缓拉起肌腱，仔细观察间隔与间隙。一旦拉开，则筋膜间隔无法再行复原（图2-12）。

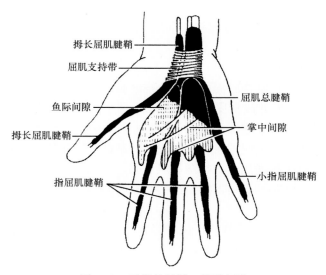

图 2-12　手部的腱鞘、筋膜间隙

5. 解剖掌深弓　在骨间掌侧筋膜深面寻认掌深弓及其分支分布，可对照教材复习即可，无须操作。

总结手掌中部层次：由浅入深依次为①皮肤；②浅筋膜；③掌腱膜；④正中神经及其分支、掌浅弓及其分支；⑤屈指肌腱及腱鞘、蚓状肌；⑥筋膜间隔及筋膜间隙；⑦骨间掌侧筋膜；⑧掌深弓及其分支、尺神经深支的分支；⑨骨间掌侧肌。

6. 解剖鱼际肌　分别解剖辨认拇短展肌、拇短屈肌、拇对掌肌、拇收肌。拇收肌受尺神经深支支配，其余三肌受正中神经支配。

7. 解剖小鱼际肌　解剖辨认小指展肌、小指短屈肌、小指对掌肌。均由尺神经深支支配。

（五）解剖手指掌面

选取中指进行操作。自中线切开皮肤并翻起，观察手指血管神经的走行分布，观察屈指肌腱的位置关系及附着。

1. 手指的动脉　每个手指可有四条动脉主干，分别是2条指掌侧固有动脉和2条指背动脉，后者不恒定。前者多走行在手指前面与侧面的交汇侧缘处，以此理解手指出血需包扎止血效果较好。

2. 手指的肌腱　指浅屈肌肌腱分两束至中节指骨，指深屈肌腱自指浅屈肌肌腱两束之间行至远节指骨（"近中深远"）。

3. 指髓间隙　观察理解指髓间隙及其特点，理解该间隙若发生感染，应采取的切开引流方法。

四、特 别 提 示

1. 掌腱膜十分致密，且在指蹼间隙处呈纵横交错分布，剥离时，勿伤及正中神经返支及掌浅弓。尽量将掌腱膜留于掌长肌肌腱远侧端而不要离断。

2. 切断指浅屈肌与指深屈肌肌腱时，容易犯错之处：①在同一位置同时切断两层肌；②切断位置远近倒错；③切断正中神经。若操作严重失误，则应扣小组的操作分。

3. 应注意区分腕管、腕尺侧管、腕桡侧管。

4. 观察手掌深面筋膜间隙时，需缓慢拉起肌腱及腱鞘，边拉起边观察。掌中间隔一旦破坏，则不能复原。

五、复习思考题

1. 简述肘窝的周界、结构及其位置关系。

2. 一患者不慎被锈铁钉刺入手掌中部，引起肿胀、疼痛。医生诊断为"手掌筋膜间隙感染"。请你从解剖学角度分析：

（1）手掌中部的层次及各层结构怎样？

（2）手掌筋膜间隙的位置与通向如何？若发生感染，可向何处扩散？如何进行切开引流？

（3）手指感染又应在何处作手术切口引流，为什么？

3. 归纳手指的神经与血供。

（罗友华）

第三章 头 部

头部深层结构复杂，解剖难度较大，用时较多，本书着重介绍浅层结构的解剖。深层结构的解剖仅作简要描述。

第一节 面 部

一、教学目标

（一）掌握内容

1. 头部主要体表标志及主要结构的体表投影。

2. 面动脉、面静脉口唇段的走行、分支。

3. 穿腮腺的纵行与横行结构，腮腺导管的位置、走行、开口。

4. 面神经在管外的分支分布。

5. 三叉神经在面浅层的分支：眶上神经、滑车上神经、眶下神经、颏神经浅出位置。

6. 咬肌的位置与作用。

（二）了解内容

1. 面部浅层肌的名称、位置。

2. 面部筋膜间隙及其临床意义。

二、解剖导图

①切皮—②解剖面肌—③观察、打开腮腺鞘—④解剖腮腺导管—⑤解剖耳颞神经、颞浅动脉与颞浅静脉—⑥解剖面神经颞支、颧支、颊支—⑦解剖口唇段面动脉、面静脉及其分支—⑧解剖三叉神经分支。

三、解剖操作

（一）皮肤切口（图 3-1）

1. 于面部正中线作一纵行切口，切口深度不超过 2mm。切口起自额部上方约发际线处，向下延伸至鼻根，继续向下延伸切线经过鼻背，再绕鼻翼做环形切口，继续沿人中向下延至上唇缘。

2. 围绕嘴唇边缘作一环形切口，自下唇缘中点向下作纵行切口至颏隆凸。

3. 自颏隆凸沿下颌骨下缘作切口至外耳前方，与眼外眦同水平。

4. 自发际线处纵行切口起始处，沿面部外侧轮廓作一切口至外耳上缘，与先前切口交汇。

5. 沿眼眶周缘作环形切口，并由眼外眦向外侧作水平切口与外耳前方切口交汇。

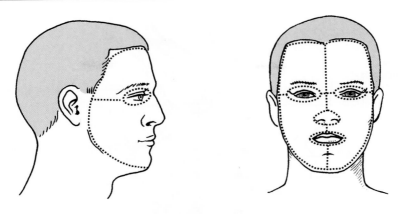

图 3-1　面部皮肤切口

（二）解剖面肌

位于浅筋膜内的面肌位置表浅，且较薄弱，剥离皮肤时稍深即易累及，可作选择性解剖观察（图 3-2）。

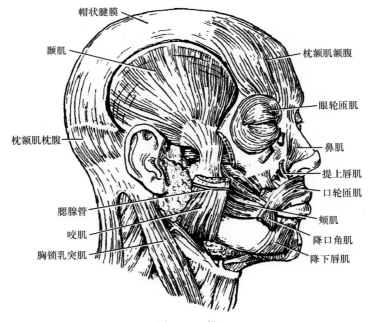

图 3-2　面肌

1. 眼轮匝肌　在皮下沿着上下睑缘向四周作环状清理，细心暴露眼轮匝肌，观察肌纤维走向，理解其神经支配和作用。

2. 口周围肌　在皮下沿上下唇边缘向周围作环状清理，暴露口轮匝肌。在边缘及口角处观察辨认若干小肌。注意勿伤及血管，理解其神经支配及作用。

（三）解剖腮腺咬肌区

在耳屏前方、颧弓与下颌骨之间解剖腮腺咬肌区。解剖观察腮腺鞘、腮腺的位置，寻找、游离、辨认穿腮腺的各结构（图 3-3）。

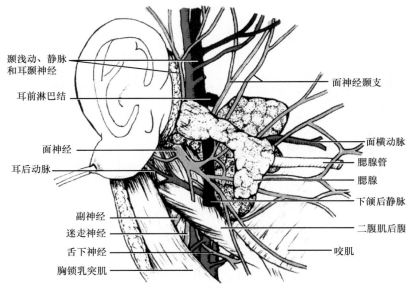

图 3-3　腮腺及其穿行结构

1. 解剖腮腺

（1）暴露腮腺鞘。细心剥离皮肤，剔除浅筋膜及腮腺鞘浅层的淋巴结后，观察腮腺鞘。该鞘由颈深筋膜浅层（封套筋膜）向上延续并包绕腮腺而成，鞘纤维向腮腺实质内发出若干纤维小隔，将腮腺实质分隔为若干腮腺小叶。

（2）打开腮腺鞘。靠腮腺前缘细心游离腮腺鞘，用尖镊提起前层，纵向切开并向后翻起。观察验证鞘纤维发出若干小隔深入腮腺实质，将腮腺实质分隔为若干小叶。

（3）寻找游离腮腺导管。扪摸确认颧弓下缘，在距下缘约一小横指处寻找腮腺导管。腮腺导管自腮腺前缘汇出，管径较大，横向前内越过咬肌前方，紧贴咬肌前缘穿颊入口腔。寻认伴行腮腺导管的面横动脉与面横静脉，多不恒定。

2. 解剖穿腮腺的结构　自腮腺上缘、内侧缘、下缘的顺序逐一解剖辨认穿经腮腺的结构。

（1）耳颞神经、颞浅动脉、颞浅静脉。

在腮腺上缘靠耳屏前方，由后向前分别是耳颞神经、颞浅动脉与颞浅静脉。穿腮腺后，行向颞区，位置多较表浅。耳颞神经（发自三叉神经的上颌神经，勿与面神经分支混淆）较为细小，需细心寻认，在耳屏上方紧贴颞浅动脉，则易剖露。

（2）面神经分支。

在腮腺周缘呈放射状沿面神经分支走行方向剔除筋膜，显露神经。由于面部筋膜致密，且面神经分支较细，若逆向去除筋膜，则易破坏结构。

面神经颞支在颞浅动静脉的前方，行向内上。

面神经颧支经颧骨行向内上。

面神经颊支伴腮腺导管、面横动静脉，行向前内。

面神经下颌缘支靠下颌骨下缘，行向前内。

面神经颈支向下穿颈阔肌至颈部。颈部已作操作，可不予追踪。

以上分支每组可为 1～2 支，且相互可有吻合支。

3. 解剖下颌后静脉　下颌后静脉由颞浅静脉、上颌静脉汇合而成。在靠下颌骨下缘处、腮腺下缘深面剖认下颌后静脉主干，向下追踪，观察其走行、汇入情况。

（四）解剖面动脉、面静脉

在下颌骨下缘、咬肌前缘交界处寻找面动脉主干及其伴行的面静脉，向内上逐段解剖，追踪主干至其延续为内眦动脉处。

1. 面动脉的分支　下唇动脉、上唇动脉、鼻外侧动脉。分别观察其起点、走行。对口唇区皮瓣的临床应用解剖加以理解（图 3-4）。

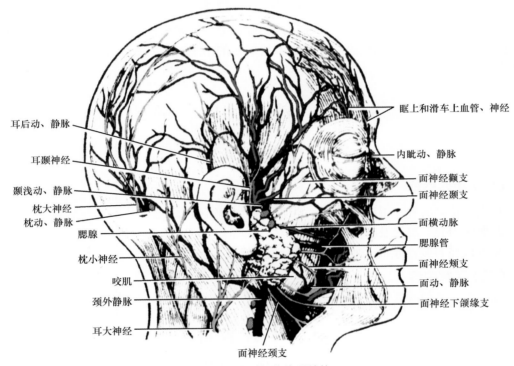

图 3-4　头面部的浅层结构

2. 面静脉　在靠下颌骨下缘处，面静脉主干与面动脉主干的位置关系较为复杂，以面静脉位居面动脉后方居多。主干形态不一，可有多个襻状弯曲。面静脉与面深部的翼丛存在血管吻合。理解将其称作"面部危险三角"的含义。

（五）解剖三叉神经的分支

三叉神经在该区的分支，主要有耳颞神经（已解剖）、眶上神经、滑车上神经、眶下神经、颏神经。

1. 眶上神经　在眶上缘中、内 1/3 交界处，剥离眼轮匝肌，自眶上孔（切迹）处寻找眶上神经及伴行的同名血管。

2. 滑车上神经　在眶上神经内侧 1cm 靠内眦处寻找，有同名血管伴行。

3. 眶下神经　在眶下缘下方约 0.5cm 处扪摸眶下孔的位置，分离提上唇肌，切开后向下翻起，即可观察到穿眶下孔而出的眶下神经及伴行血管。

4. 颏神经　在颏隆凸两侧各 2～3cm 处，下颌骨上下缘之间的中点附近，切开面肌，显露颏孔，即可观察到颏神经与伴行血管。

四 、 特 别 提 示

1. 面部浅筋膜较厚，面部表情肌位于其中且肌纤维止于皮肤深面，解剖时应该注意分离并保留表情肌。额部浅筋膜较薄，解剖时应注意勿将额肌与浅筋膜一同去除。

2. 眼轮匝肌内侧附着于内侧眼睑韧带、眼眶内侧缘及泪骨，其外侧附着于眼眶外侧缘周围的皮肤，受面神经颞支与颧支支配，在眼轮匝肌外侧解剖时注意寻找上述神经。

五 、 复 习 思 考 题

患者经检查确诊为腮腺早期肿瘤，经腮腺部分切除术后，病人出现右侧口角下垂且流涎，右眼眼角下垂且闭眼困难。上述术后症状的出现可能是在手术中损伤了什么结构所导致？

第二节　额顶枕区、颞区

一 、 教 学 目 标

（一）掌握内容

1. 额顶枕区周界、层次及特点。颅顶部的"危险区"。

2. 颞区周界、层次及特点。

3. 颅顶部的血管分布、来源、特点及临床意义。

（二）了解内容

额顶枕区和颞区的神经分布及来源。

二 、 解 剖 导 图

①额顶枕区"U"形切口，逐层翻起皮肤、浅筋膜、帽状腱膜、腱膜下结缔组织、颅骨外膜—②解剖颞区。

三 、 解 剖 操 作

（一）额顶枕区

从标本头部后方垫一木枕，垫高头部以便操作。

在额顶枕区靠矢状缝两侧选取一区域，剪去头发。由浅入深逐层作"U"形切口，依次翻起并观察皮肤、浅筋膜、帽状腱膜、腱膜下结缔组织（腱膜下间隙）、颅骨外膜（图3-5）。

1. 皮肤　在选取区域约 3cm×3cm 面积的皮肤，作"U"形切口，成片翻起，勿离断。由于皮肤、浅筋膜与帽状腱膜合为"头皮"，彼此连接紧密，故皮肤切口勿过深，否则容易伤及帽状腱膜。

2. 浅筋膜　先行追踪已经剖露的眶上血管神经、滑车上血管神经、颞浅动静脉主干，观察其在浅筋膜内的走行和分布。在翻起的皮肤深面，沿同样的方向作一"U"形切口，面积约 3cm×2.5cm，翻起浅筋膜，显露帽状腱膜。

3. 帽状腱膜 从额部剖露枕额肌的额腹，向后显露帽状腱膜，按同样方法作"U"形切口，面积约 3cm×2cm，翻起帽状腱膜。

4. 腱膜下结缔组织（腱膜下间隙） 探查位于帽状腱膜与颅骨外膜之间的间隙，观察其范围、周界，理解将其称作"危险区"的原因及临床意义。需要注意的是，腱膜下疏松结缔组织与帽状腱膜可能出现界限不清，被人为分成若干层的情况。

5. 颅骨外膜 紧贴颅骨剥离颅骨外膜，观察其连接与附着的情况。

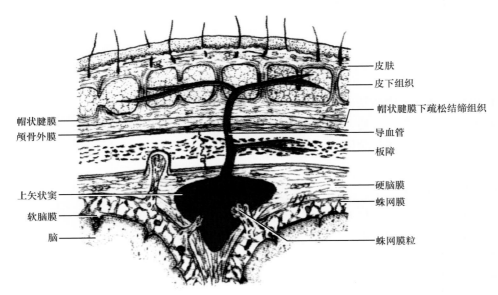

图 3-5 颅顶层次结构（经上矢状窦的额状切面）

（二）颞区

颞区由浅入深依次为皮肤、浅筋膜、颞筋膜与颞肌、颅骨外膜。选择性解剖观察浅层结构即可。

1. 解剖颞筋膜与颞肌 颞肌被颞筋膜包裹，颞筋膜与帽状腱膜相延续。在颧弓上缘切开颞筋，观察其分为两层，分别止于颧弓的内面和外面。向上分离并观察其内的颞肌。理解颞肌的作用。

2. 解剖观察翼点 沿下颞线颞肌止点处作扇形切口，向下翻起颞肌及筋膜，观察其深面与颞骨骨膜之间的间隙，可见间隙内的疏松结缔组织。紧贴骨面剖查翼点。

3. 解剖颞下窝部分结构 分别锯断颧弓和下颌骨冠突，连同颞肌向上翻起，观察进入颞肌的血管、神经。此操作可作为选做步骤。

四、特 别 提 示

1. 头皮的结缔组织层富含纤维束，这些纤维束常常与血管外膜相连，因此当头皮出现外伤时，由于纤维束牵拉导致血管管腔开放不易于止血。解剖操作时在结缔组织层内可用尖镊进行钝性分离观察纤维束。

2. 在下颌支水平，颞肌前缘深面的结缔组织与脂肪中通过钝性分离寻找到面神经颊支。

五、复习思考题

一患者不慎摔倒，后脑勺触地，急诊查体显示患者意识清晰，瞳孔正常，触诊发现脑后部有硬性包块，接诊医生说可能存在皮下血肿，需留置观察患者数小时。皮下血肿可能位于头皮的哪个层次？什么结构限制了皮下血肿的扩散？

第三节　颅　　腔

一、教学目标

（一）掌握内容

1. 硬脑膜及其形成的结构（大脑镰、小脑幕、海绵窦等）。

2. 海绵窦的位置、交通、穿行结构及各结构的位置关系。

3. 颅底孔、裂及穿行结构。

4. 垂体的位置与毗邻。

（二）了解内容

1. 脑膜中动脉的走行与分布。

2. 硬脑膜静脉窦的名称、位置，蛛网膜粒的形态。

3. 颈内动脉在颅内的走行、分支与分布。

4. 三叉神经的三大分支，三叉神经节。

二、解剖导图

①开颅—②取脑—③解剖观察硬脑膜形成的结构—④解剖垂体—⑤观察海绵窦—⑥解剖辨认三叉神经三大分支、观察三叉神经节。

三、解剖操作

（一）开颅

尸体标本仰卧位，枕后用木枕垫高，以便操作。

1. 暴露颅骨　以颅顶中央部为中心点作"十"字形切口，将头部软组织分为四部分，分别向前、后、两侧翻起，前至眉弓上缘，后至枕外隆凸，两侧至耳根，暴露颅骨。

2. 划线　前平眉弓、后平枕外隆凸作一环形划线，将此线周围软组织适当扩大剥离，便于锯开颅骨。

3. 锯开颅骨　沿环形线逐段锯开颅骨外板、板障和部分内板，内板可暂不锯透。用凿子轻轻凿开余下的内板，向内推开贴于骨内面的硬脑膜，细心撬开颅盖。

锯开颅骨时的技巧：

（1）沿划线先环形浅锯，再环形深锯，保证锯口整齐。

（2）颅盖骨各部厚薄有异，枕外隆凸处最厚，前方稍厚，两侧靠翼点周围最薄。边锯边体会所遇阻力，阻力减轻，则提示进入板障层，应适当放慢速度。若内板完全锯透则阻力完全减轻，应小心伤及颅内结构。

（3）两人配合锯开时，则应以一人为主控制力度，助手不可盲目拉锯。

（二）解剖并观察揭开颅盖后的颅内结构

揭开颅盖，在取脑之前观察已经暴露的硬脑膜，再观察脑膜中动脉、解剖上矢状窦、打开硬脑膜。

1. 观察脑膜中动脉　在两侧翼点处，观察脑膜中动脉的主干及其分支。可见其行于硬脑膜外层内，分前、后两支，观察其分布范围。回顾该动脉的起点，验证其体表投影。

2. 解剖上矢状窦　观察上矢状窦，沿正中矢状方向切开上矢状窦，观察窦壁特点及窦腔突起形成的蛛网膜粒。上矢状窦属硬脑膜静脉窦，为特殊的静脉血管，由结缔组织组成，窦壁无肌层，窦内无瓣膜。蛛网膜粒多位于窦的两侧，近窦汇处较发达，数目不恒定，脑脊液经此回流至静脉。

3. 打开硬脑膜　上矢状窦深面延续于大脑镰，因此需在上矢状窦两侧各作一矢状切口或剪开，再沿颅骨处深面环形切开硬脑膜（细心操作，勿伤脑组织），翻起硬脑膜，观察深面的蛛网膜及血管。

（三）取脑

在切断脑底面的诸结构时，需细心轻轻托起脑，勿损伤。由前向后分别切断大脑镰前端附着处、小脑幕附着处、脊髓及连于脑的血管、神经后，再细心取出脑。

1. 切断大脑镰及颅前窝部相应结构　在鸡冠处切断大脑镰附着处，直至可拉出大脑镰。观察额叶底面的嗅球、嗅束，注意保护。依次观察并切断视神经、漏斗、动眼神经、滑车神经、颈内动脉。

2. 切断小脑幕及颅中窝、颅后窝相应结构　将头偏向侧方，用手指或刀柄轻轻将颞叶抬起，贴于颞骨岩部上缘切断小脑幕。观察并依次切断三叉神经、展神经、面神经、前庭蜗神经。按同样的方法切断对侧的上述结构。

3. 切断脊髓及颅后窝相应结构　将头部恢复至仰卧位，手掌护好并扶住脑，使脑底面与颅底分离。依次观察并切断舌咽神经、迷走神经、副神经、舌下神经和椎动脉。在枕骨大孔处切断延髓与脊髓交界处，即可完整取出脑。

（四）观察硬脑膜及其形成的结构（图3-6）

1. 观察硬脑膜。与颅底附着紧密，颅盖附着疏松。内面光滑，贴有蛛网膜。

2. 观察硬脑膜形成的结构。

（1）大脑镰。

（2）小脑幕。

（3）鞍膈。

（4）硬脑膜静脉窦：上矢状窦、下矢状窦、直窦、横窦、乙状窦、窦汇。

（五）解剖并观察颅底内面

1. 取出并观察垂体　在鞍膈上方可观察到漏斗柄通过形成的小孔，切开鞍膈，取出垂体，观察其外形。理解垂体的毗邻及肿大后易压迫的结构。

2. 解剖海绵窦　任意切开鞍膈一侧的海绵窦。观察到其呈海绵状。在海绵窦外侧壁由前向后依次有动眼神经、滑车神经、三叉神经的眼神经和上颌神经穿行。窦内有展神经和颈内动脉穿行。观察理解海绵窦的通向：向前经眶上裂与眼静脉相通，向后通向两侧的岩上窦和岩下窦。

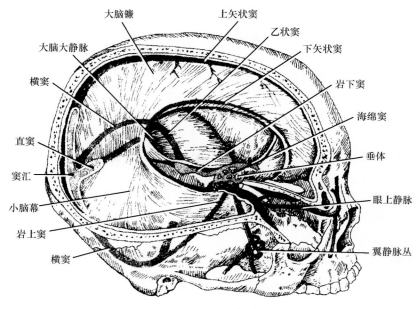

图 3-6　硬脑膜形成的结构

3. 解剖观察三叉神经　在颅底内面找出三叉神经根，剪开硬脑膜暴露三叉神经节，辨认其粗大的感觉根和较小的运动根。分离辨认眼神经、上颌神经和下颌神经三大分支。观察其穿行孔裂：分别穿经眶上裂、圆孔、卵圆孔。

4. 解剖观察颈内动脉颅内段　颈内动脉穿颈动脉管入颅，在破裂孔处沿垂体窝两侧的颈动脉沟进入海绵窦，出窦后（此处已被剪断）至大脑半球。

5. 逐一辨认其余颅底孔裂穿行结构。

四、特别提示

1. 为方便将延髓与脊髓离断，可以在原环切口的基础上于上项线两端加做斜向内下方切口，至枕骨大孔边缘后份。注意此操作需在完成枕下三角解剖之后进行。

2. 硬脑膜覆盖颅腔所有骨的内表面，在颅底硬脑膜中也存在诸多小的静脉窦（如：岩上窦、岩下窦等），这类位于颅底的小静脉窦不易观察，解剖时需仔细辨认。

五、复习思考题

一足球运动员在比赛中头部受到剧烈撞击，发生短暂头晕，休息一段时间后出现迟发性头痛且鼻腔有清亮液体流出。问鼻腔流出的清亮液体可能是什么？为什么？

（冯　轼）

第四章　颈　　部

第一节　颈部浅层结构、舌骨上区

一、教学目标

（一）掌握内容

1. 颈外静脉的位置、走行及汇入。

2. 颈丛皮支的位置与分布。

3. 下颌下三角的境界、内容及其位置关系。

（二）了解内容

1. 颈部的境界与分区。

2. 颈阔肌的位置。

3. 封套筋膜、气管前筋膜和椎前筋膜的位置、包裹结构。

4. 筋膜间隙、气管前间隙、椎前间隙的位置与交通。

二、解剖导图

①皮肤切口—②解剖颈阔肌—③解剖浅静脉与皮神经—④解剖舌骨上肌群—⑤观察颌下三角—⑥解剖下颌下三角。

三、解剖操作

（一）皮肤切口（图 4-1）

颈部皮肤较薄，切口宜浅。

1. 正中切口　颏隆凸下方—颈静脉切迹。

2. 上横切口　颏隆凸下方—下颌骨下缘—下颌支后缘—乳突。

3. 下横切口　颈静脉切迹—锁骨前面—肩峰。

从正中切口上、下端开始，向两侧剥离并翻起皮肤，至斜方肌前缘。

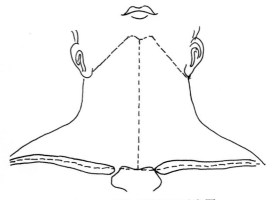

图 4-1　颈部皮肤切口示意图

（二）解剖浅层结构

1. 颈阔肌　颈阔肌属于皮肌，较薄，紧贴于颈部皮下，起于胸大肌与三角肌表面的深筋膜，越过锁骨向上，止于下颌骨下缘和口角皮肤（图 4-2）。翻开皮肤时易连同颈阔肌一并翻起，需十分小心。简要修洁、观察即可，注意勿损伤其深面的浅血管与皮神经。

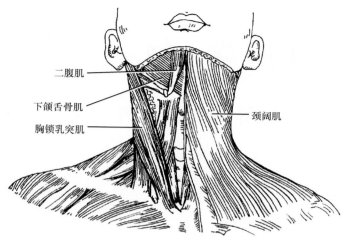

图 4-2　颈浅肌（前面）

2. 浅静脉、皮神经　翻开颈阔肌后，逐一寻认下述结构。

（1）颈前静脉：起自颏下静脉，多分为左、右两支，于正中线两侧下行，至胸锁乳突肌前缘下份穿深筋膜进入胸骨上间隙，两侧颈前静脉常在此吻合（稍后解剖观察）。颈前静脉变异较多，不恒定。

（2）颈外静脉：是颈部最粗大的浅静脉。该静脉在下颌角附近由下颌后静脉后支与耳后静脉等汇合而成，于胸锁乳突肌浅面下行，至胸锁乳突肌后缘下份穿深筋膜汇入锁骨下静脉或静脉角（待后面解剖时予以验证）（图 4-3）。自下颌角处剖露颈外静脉，向下追踪至穿深筋膜处。结合活体观察该静脉的位置。

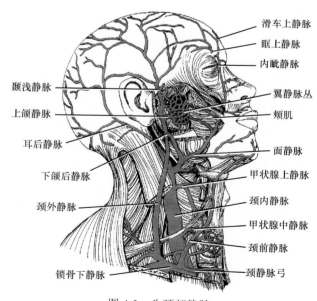

图 4-3　头颈部静脉

注意配布于该静脉周围的颈外侧浅淋巴结，观察后予以去除。

（3）颈丛皮支（图 4-4）：在胸锁乳突肌后缘中点附近的浅筋膜内，按走行位置和方向逐一寻认下述颈丛皮支。①枕小神经：沿胸锁乳突肌后缘斜向后上行至枕部，分布于枕部及耳郭背面上份的皮肤。②耳大神经：沿胸锁乳突肌浅面向耳垂方向上行，分布于耳郭及附近皮肤。③颈横神经：沿胸锁乳突肌浅面横行向内侧，分布于颈前区皮肤。④锁骨上神经：向下呈扇形分为内侧、中间和外侧3支，分布于颈外侧区、胸前壁上份和肩部等处的皮肤。

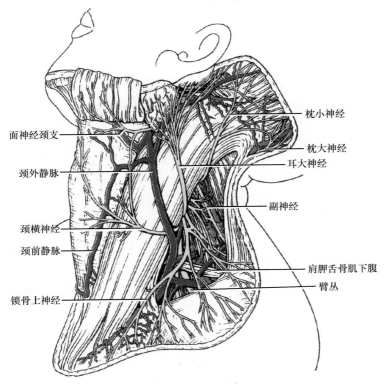

图 4-4　颈丛皮支

（三）解剖舌骨上区

舌骨上区位于舌骨与下颌骨之间，分为正中的颏下三角和两侧的下颌下三角。二腹肌是该区的主要肌性标志。

1. 解剖舌骨上肌群　去除舌骨与下颌骨之间的浅筋膜，注意勿损伤深面的面动脉和面静脉。修洁二腹肌前腹和后腹，观察中间腱的附着。在二腹肌前腹深面修洁、辨认浅层的下颌舌骨肌（正中深面为颏舌骨肌，不用切开辨认）。在二腹肌后腹上方紧贴有茎突舌骨肌，注意不要与二腹肌后腹混淆。

2. 观察颏下三角　颏下三角由两侧二腹肌前腹和舌骨体围成，其内有颏下淋巴结，深面为下颌舌骨肌和颏舌骨肌。

3. 解剖下颌下三角　观察下颌下三角的境界：由下颌骨下缘与二腹肌前腹和后腹围成，查验下颌下腺被封套筋膜包裹的情况，去除下颌下淋巴结，依次寻找与辨认下列结构。

（1）面动脉与面静脉：在下颌骨下缘与咬肌前缘交界处寻找面动脉与面静脉主干，向下追踪，观察面动、静脉与下颌下腺的位置关系：面静脉行于下颌下腺表面，而面动脉行于下颌下腺深面。

（2）舌下神经：在下颌下腺下缘深面，二腹肌中间腱稍上方寻找较粗大的舌下神经，并向内上追踪至进入同侧舌体处（图4-5）。

（3）下颌下神经节：在下颌下腺稍上方、下颌体内面寻找下颌下神经节。由于其位置偏深且靠上，寻认有一定难度，可结合瓶装标本加以观察。为便于解剖与观察深层结构，可切除部分下颌下腺实质。

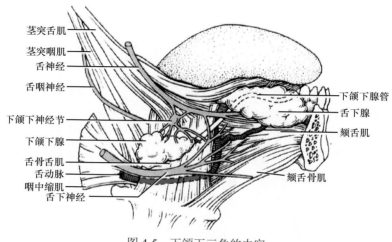

图 4-5　下颌下三角的内容

四、特别提示

1. 若颈阔肌特别菲薄，难以修洁与分离，则不必花费时间解剖。

2. 若标本头部向一侧倾斜，两侧同时解剖较困难，可先解剖一侧，再解剖另一侧。

3. 下颌下腺管位置较深，可不用解剖，结合标本观察。

4. 部分颈丛皮支较细小，寻找有一定困难，可结合瓶装标本进行观察。

五、复习思考题

1. 颈丛皮支于何处浅出？颈丛皮支有哪些分支？并简述其行程与分布。

2. 下颌下三角内有哪些血管、神经？这些血管、神经与下颌下腺的位置关系如何？

第二节　舌骨下区与胸锁乳突肌区

一、教学目标

（一）掌握内容

1. 舌骨下区的境界与分区标志。

2. 颈动脉三角的境界与内容。

3. 肌三角的境界与内容。

4. 颈动脉鞘的位置、内容及其位置关系。

5. 甲状腺的位置、被膜、毗邻、动脉血供及静脉回流，甲状腺血管与喉上神经及喉返神经的位置关系及临床意义。

6. 气管颈部前面的层次结构。

（二）了解内容

1. 胸锁乳突肌区的境界及其结构。

2. 气管颈部的毗邻。

3. 食管颈部的毗邻。

二、解剖导图

①探查胸骨上间隙—②解剖胸锁乳突肌—③观察颈动脉三角与胸锁乳突肌的境界—④解剖颈袢—⑤解剖颈动脉鞘—⑥寻认颈外动脉的分支—⑦解剖颈内静脉—⑧解剖迷走神经—⑨解剖颈交感干—⑩观察肌三角的境界—⑪解剖甲状腺—⑫解剖肌三角的血管、神经—⑬解剖甲状旁腺。

三、解剖操作

（一）探查胸骨上间隙

观察已解剖的颈前静脉，在胸骨柄上缘、颈静脉切迹上方，沿正中线细心剖开颈深筋膜浅层（即封套筋膜），可见其分为前后两层，分别附着于胸骨柄前、后缘，两层之间的间隙即胸骨上间隙，在间隙内观察两侧颈前静脉的颈静脉弓。

（二）解剖胸锁乳突肌

1. 解剖胸锁乳突肌鞘 沿颈前正中线切开封套筋膜，向两侧翻开（颈部浅层结构可只保留颈外静脉主干，其余结构可切断并翻向外侧），可见其在胸锁乳突肌前缘分为两层包裹该肌，此鞘即胸锁乳突肌鞘，修洁鞘前层，显露胸锁乳突肌。

2. 切断胸锁乳突肌 于胸锁乳突肌在胸骨柄和锁骨内侧端的起点处切断该肌（若开胸操作在前，则已经切断），游离该肌并向后外上翻起。翻起该肌时，注意观察并保护其下端深面的肩胛舌骨肌及中间腱，寻认自胸锁乳突肌上份前缘穿入该肌的副神经（暂不追踪）。

（三）解剖颈动脉三角和胸锁乳突肌区

观察颈动脉三角的境界：由二腹肌后腹、胸锁乳突肌上份前缘与肩胛舌骨肌上腹围成。逐一解剖该三角的内容：颈袢、颈动脉鞘及其鞘内的颈总动脉、颈内动脉、颈内静脉、迷走神经；颈外动脉及在颈部的分支、颈内静脉的属支等。

1. 解剖颈袢 在颈动脉鞘浅面，颈总动脉分叉处稍下方寻找颈袢，此袢呈"U"形，由舌下神经降支（第1颈神经前支的纤维加入舌下神经走行，称颈袢上根）及其与第2、3颈神经前支的部分纤维（即颈袢下根）形成，自袢的凸侧缘发出若干分支，支配肩胛舌骨肌、胸骨甲状肌与胸骨舌骨肌。观察后自袢的中间剪断并向上翻起，暴露深面的颈动脉鞘。

2. 解剖颈动脉鞘

（1）观察颈动脉鞘的位置：上起颅底，下至纵隔，由颈深筋膜形成。

（2）打开颈动脉鞘。用尖镊提起颈动脉鞘前壁，沿正中纵行剪开，暴露并修洁鞘内的颈总动脉、颈内动脉、颈内静脉及迷走神经，注意观察其位置关系（图4-6）。

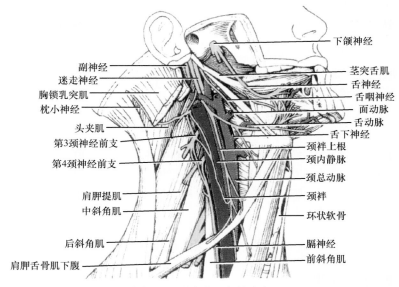

图 4-6　颈动脉三角的内容

颈内静脉的属支，应边修洁边观察、辨认，勿轻易切断。

观察颈总动脉分叉处的颈动脉窦和颈动脉小球。

向上追踪颈内动脉，可见其起始段位于颈外动脉外侧，逐渐转向颈外动脉的后内侧，穿颈动脉管入颅，该动脉在颅外无分支。

观察舌下神经的行程，可见其在颈动脉三角上部越过颈内、外动脉浅面；颈内静脉深面，再弯向内侧，经二腹肌后腹深面进入下颌下三角。

3. 寻认颈外动脉的分支　颈外动脉在颈部自下而上分别发出甲状腺上动脉、舌动脉、面动脉、枕动脉等。

（1）甲状腺上动脉。在颈外动脉起始处稍上方的内侧缘寻找甲状腺上动脉起始部，稍加修洁即可，暂不追踪。

（2）舌动脉。在甲状腺上动脉起点稍上方，约平舌骨大角发自颈外动脉，在二腹肌后腹下缘，经舌骨舌肌后缘入舌骨舌肌深面分布于舌，稍加追踪即可。

（3）面动脉。在舌动脉稍上方发自颈外动脉，追踪该动脉至二腹肌后腹深面进入下颌下三角处（再次观察其在下颌下三角的位置与走行）。

（4）枕动脉。在下颌角平面，面动脉起点稍上方，约平二腹肌后腹下缘处发自颈外动脉外侧壁，越过颈内动脉浅面至枕部。

以上动脉的起点可能有变异。

4. 解剖颈内静脉　颈内静脉在颈静脉孔处续乙状窦，在颈动脉鞘内位居浅面外侧，腔大壁薄易破裂，至胸锁关节后方，与同侧的锁骨下静脉汇合成头臂静脉，汇合处称静脉角，右侧有右淋巴导管汇入，左侧有胸导管汇入。

寻认颈内静脉的属支：面静脉、舌静脉、甲状腺上静脉、甲状腺中静脉，观察后可切断去除。

观察沿颈内静脉主干排列的颈外侧深淋巴结，观察后予以去除。

5. 解剖迷走神经　在颈总动脉与颈内静脉之间的深面寻找迷走神经，分别向上、下追踪。

迷走神经自颈静脉孔出颅（与颈内静脉、副神经和舌咽神经同穿此孔），向下行于颈内动脉与颈内静脉之间的后方，然后行于颈总动脉与颈内静脉之间的深面，至颈根部经胸廓上口进入胸腔。

6. 解剖颈交感干　因颈交感干位居椎前筋膜深面，位置较深，可待解剖肌三角时再行解剖（后述）。

（四）解剖肌三角

肌三角位于颈前正中线、肩胛舌骨肌上腹和胸锁乳突肌前缘下份之间。其层次由浅入深依次为皮肤、浅筋膜、封套筋膜、舌骨下肌群、气管前筋膜。三角内主要有甲状腺、甲状旁腺、气管颈部、食管颈部等。

1. 解剖甲状腺

（1）暴露甲状腺。在胸骨柄上缘切断胸骨舌骨肌，将肌翻向上方；再将胸骨甲状肌于起点处切断，翻向上方，即可暴露甲状腺。

（2）观察甲状腺的形态、位置及毗邻。甲状腺呈"H"形，分为左、右侧叶和甲状腺峡（有时可见自峡向上伸出的细长的锥状叶）。甲状腺位于喉下部和气管上部的前外侧，其中侧叶上端达甲状软骨中部，下端约平第6气管软骨。甲状腺峡位于第2～4气管软骨前方。侧叶前方由舌骨下肌群覆盖，后内侧与喉、气管、咽、食管、喉返神经相邻；侧叶后外侧与颈动脉鞘及鞘内结构、颈交感干相邻。

（3）观察甲状腺的被膜。甲状腺有真、假两层被膜，首先观察由颈深筋膜中层（气管前筋膜）包裹甲状腺形成的甲状腺假被膜（甲状腺鞘），假被膜在侧叶内侧和峡后面增厚形成甲状腺悬韧带，将甲状腺固定于喉和气管软骨，故吞咽时，甲状腺可随喉上、下移动。用尖镊提起假被膜，并细心切开分离，观察紧贴于甲状腺表面的真被膜（甲状腺纤维囊）。真、假被膜之间的间隙即囊鞘间隙。

2. 解剖肌三角的血管、神经　甲状腺的动脉有1对甲状腺上动脉和1对甲状腺下动脉，分别起自颈外动脉和甲状颈干。甲状腺的静脉有甲状腺上、中、下静脉3对。甲状腺上动脉与喉上神经外支；甲状腺下动脉与喉返神经有复杂的位置关系，需重点解剖与观察。

（1）解剖甲状腺上动脉与喉上神经。找到解剖颈外动脉时已显露的甲状腺上动脉，自起始部向下追踪并细心分离，直至甲状腺侧上极附近。同时，分离与甲状腺上动脉伴行的甲状腺上静脉（观察其汇入颈内静脉的情况）。仔细寻找、辨认与甲状腺上动脉伴行的喉上神经外支，向下追踪至穿入环甲肌处。在甲状软骨上缘外侧寻找甲状腺上动脉发出的喉上动脉，追踪该动脉并分离与之伴行的喉上神经内支，直至穿甲状舌骨膜入喉处。对照教材，重点观察甲状腺上动脉与喉上神经外支的位置关系，即两者伴行但在距甲状腺侧叶上极约1cm处分开，理解甲状腺手术时，结扎甲状腺上动脉应"紧贴"甲状腺侧叶上极的原因（图4-7）。

（2）解剖甲状腺下动脉与喉返神经。在甲状腺侧叶下份深面寻找甲状腺下动脉与喉返神经。甲状腺下动脉起于甲状颈干，经颈动脉鞘深面转向内侧至甲状腺侧叶下极深面。左喉返神经在主动脉弓下缘起自左迷走神经，向后上勾绕主动脉弓上行；右喉返神经于颈根部起自右迷走神经，向后上勾绕右锁骨下动脉行向内上。左、右喉返神经均经气管食管沟上行至喉。注意观察甲状腺侧叶下极深面，甲状腺下动脉与喉返神经复杂的交叉关系。理解甲状腺手术时，结扎甲状腺下动脉应"远离"甲状腺侧叶下极的原因（图4-8）。

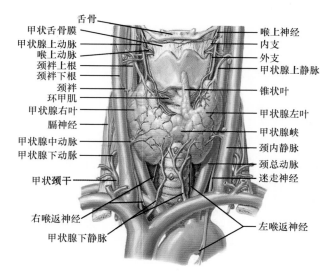

图 4-7　甲状腺的血管与喉的神经（前面观）

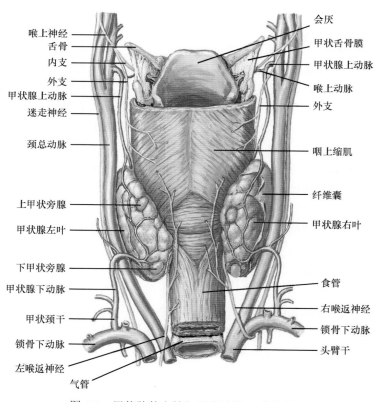

图 4-8　甲状腺的血管与喉的神经（后面观）

（3）解剖甲状腺最下动脉。细小，出现率约 10%，在甲状腺峡下方寻找可能存在的甲状腺最下动脉，并追踪至起点处（可起于头臂干、主动脉弓等）。

（4）解剖甲状腺中静脉和甲状腺下静脉。甲状腺中静脉粗而短，自甲状腺侧叶中部起始，经颈总动脉前方向外注入颈内静脉。甲状腺下静脉起自甲状腺下缘，沿气管前面下行，注入头臂静脉。注意观察左、右甲状腺下静脉在气管颈部前方吻合形成的甲状腺奇静脉丛。

3. 解剖甲状旁腺 将甲状腺左侧叶向前翻开，在其后面小心切开甲状腺假被膜，暴露紧贴于甲状腺实质表面的真被膜。在腺实质内或结缔组织中，仔细寻找上、下甲旁腺，上甲状旁腺多位于侧叶后面上、中 1/3 交界处后方，下甲状旁腺多位于侧叶后面下端 1/3、甲状腺下动脉附近。再翻开甲状腺右侧叶，按照上述方法寻找右侧上、下甲状旁腺。

四、特别提示

1. 解剖肌三角时，可放置一木枕于尸体背部，使头部下垂，充分暴露解剖区域。

2. 寻找与辨认甲状腺的血管与喉的神经较为困难，若尸体标本颈部粗短或头部不正，助手可将头转向右侧，先解剖左侧；再将头转向左侧，解剖右侧。

3. 甲状旁腺的寻找与观察较困难，可结合图谱及相关标本观察。

五、复习思考题

1. 简述甲状腺的形态、位置及被膜。甲状腺由何结构固定？有何临床意义？

2. 甲状腺次全切除术时，暴露甲状腺，需依次切开哪些层次？术中应该在何处结扎甲状腺上、下动脉？为什么？

3. 某患者被诊断为甲状腺癌，请分析肿大的甲状腺可能压迫哪些器官与结构？分别出现哪些临床表现？

4. 实施气管切开术时，应依次切开哪些层次？术中应注意勿损伤哪些结构？

第三节 颈外侧区与颈根部

一、教学目标

（一）掌握内容

1. 副神经在枕三角的走行、分支分布。

2. 斜角肌间隙的境界与穿经结构。

3. 颈根部的纵行与横行结构。

4. 膈神经的位置与走行。

5. 锁骨下动脉的主要分支：胸廓内动脉、椎动脉、甲状颈干。

6. 胸导管的汇入。

（二）了解内容

1. 枕三角的周界。

2. 颈丛的位置与分支。

3. 臂丛的组合形式与位置。

4. 锁骨下静脉的位置与走行。

二、解剖导图

①观察枕三角的境界—②寻找副神经—③观察颈丛的位置和组成—④观察臂丛的位置与组成及锁骨下动、静脉—⑤寻找并追踪膈神经—⑥解剖甲状颈干及分支—⑦解剖椎动脉— ⑧解剖胸廓内动脉—⑨解剖胸导管—⑩解剖颈交感干。

三、解剖操作

颈外侧区和颈根部结构众多、位置关系较复杂，解剖时以前斜角肌、肩胛舌骨肌和胸锁乳突肌为标志，重点观察各结构的位置及排列关系。

（一）解剖枕三角

保留颈丛皮支，去除浅筋膜，剥离封套筋膜，修洁胸锁乳突肌后缘、斜方肌前缘和肩胛舌骨肌下腹，三者围成的三角即枕三角，从上向下依次解剖以下结构。

1. 副神经　在封套筋膜深面，椎前筋膜浅面，胸锁乳突肌后缘中、上 1/3 交界处寻找副神经，向上追踪至颈动脉三角，向下追踪，见该神经经枕三角斜向外下，在斜方肌前缘中、下 1/3 交界处穿入该肌。观察副神经分支支配胸锁乳突肌和斜方肌的情况。

2. 颈丛　颈丛由 $C_{1\sim4}$ 前支形成，位于胸锁乳突肌上份深面。向外上方翻起胸锁乳突肌，在前斜角肌上份外侧、中斜角肌和肩胛提肌之间寻找颈丛，清理并辨认组成颈丛的第 1～4 颈神经前支，注意与位于前、中斜角肌之间的臂丛区分。

寻找颈丛发出的膈神经，可见其由外上斜向内下，跨越前斜角肌浅面，经锁骨下动、静脉之间进入胸腔。

3. 臂丛与锁骨下动、静脉　观察前斜角肌、中斜角肌与第 1 肋之间围成的斜角肌间隙，清理与辨认穿此间隙的锁骨下动脉与臂丛，臂丛位于锁骨下动脉后上方。锁骨下静脉经前斜角肌止点前方行向内侧，至胸锁关节后方与颈内静脉汇合成头臂静脉，汇合处形成的夹角称为静脉角。

在斜角肌间隙从上到下依次辨认臂丛的 5 根（$C_{5\sim8}$ 前支和 T_1 前支一部分）、3 干（上、中、下干）、6 股（3 干各分为前、后 2 股）和 3 束（内侧束、外侧束和后束）。臂丛经锁骨后方进入腋窝。

（二）解剖颈根部

解剖颈根部时，需先行松解胸锁关节（一般是开胸操作在前），将锁骨拉向外侧，并将胸锁乳突肌拉向后上，切断肩胛舌骨肌中间腱，以充分暴露颈根部。

以前斜角肌为标志，解剖与辨认颈根部的各纵行与横行结构（图 4-9）。

1. 膈神经　继续追踪此前已找出的膈神经，观察其斜越前斜角肌浅面后，在前斜角肌下份内侧，经锁骨下动、静脉之间进入胸腔。粗大的迷走神经位于膈神经内侧，易于分辨。在解剖左侧膈神经时，注意保护其浅面的胸导管。

2. 甲状颈干　在前斜角肌内侧寻找自锁骨下动脉第 1 段上缘发出的甲状颈干，为一短干，随即发出以下分支。

（1）甲状腺下动脉。在前斜角肌内侧缘上行，约平第 6 颈椎体下缘转向内侧，经颈动脉鞘（前已打开）深面，在甲状腺侧叶下份深面与喉返神经交叉，再发出分支至甲状腺。

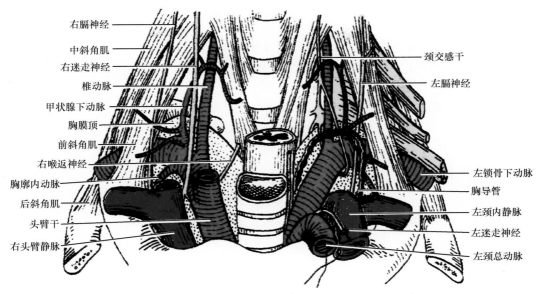

右膈神经
中斜角肌
右迷走神经
椎动脉
甲状腺下动脉
胸膜顶
前斜角肌
右喉返神经
胸廓内动脉
后斜角肌
头臂干
右头臂静脉

颈交感干
左膈神经
左锁骨下动脉
胸导管
左颈内静脉
左迷走神经
左颈总动脉

图 4-9 颈根部

（2）肩胛上动脉。起自甲状颈干（有时起自锁骨下动脉），行向外下，经前斜角肌浅面和锁骨深面至肩胛区的冈上窝（此处不必追踪，待肩胛区再行解剖）。

（3）颈横动脉。位于肩胛上动脉稍上方，横越前斜角肌浅面至背部延续为肩胛背动脉（不必追踪）。有时颈横动脉起自锁骨下动脉。

3. 椎动脉 在锁骨下动脉第1段上缘，甲状颈干起点内侧寻找粗大的椎动脉，几乎垂直向上进入第6颈椎横突孔（依次穿经第6～1颈椎横突孔和枕骨大孔入颅，不必追踪）。

4. 胸廓内动脉 在与椎动脉起点相对的锁骨下动脉第1段下缘，寻找胸廓内动脉（开胸时已剪断，找到断端加以验证）。

5. 胸导管 在左侧静脉角处寻找、辨认胸导管并至胸廓上口，观察其形态特点（形似静脉，在颈根部呈弓形），因其壁薄易破，故解剖时应小心分离。注意观察胸导管与胸膜顶的位置关系。

6. 颈交感干 将颈总动脉和颈内静脉牵向外侧，再将甲状腺、喉等器官、结构推向内侧，用尖镊分离、提起椎前筋膜并纵行剪开，在脊柱颈部两侧寻找颈交感干。向上追踪至颅底，观察颅底下方粗大的颈上神经节，在胸廓上口平面稍上方寻找颈中神经节和稍下方（第1肋颈处、椎动脉起点深面）的颈下神经节，颈下神经节多与第1胸神经节合并形成星状神经节（颈胸神经节）。因神经节之间的节间支纤维较细小，应注意保护。

观察颈交感干、迷走神经与膈神经的位置关系。

四、特 别 提 示

1. 解剖颈根部时，因其结构较多，若锁骨妨碍操作，可于锁骨中、外1/3交界处锯断锁骨，移除其内侧2/3，以充分暴露颈根部。

2. 颈根部其区域狭小但结构众多，若两侧同时操作有困难，可先解剖一侧并将该侧用木枕垫高背部，以方便解剖。

3. 胸导管的解剖，可结合相关标本及图谱观察学习。

五、复习思考题

1. 简述锁骨下动脉的起始、行程、分段与分支。

2. 实施枕三角淋巴结清除术时，应该注意保护什么神经？若不慎损伤该神经，会导致什么临床表现？

3. 以前斜角肌为标志，描述颈根部的纵行与横行结构的排列关系。

（余崇林）

第五章　胸　　部

第一节　胸壁　胸膜　肺

一、教学目标

（一）掌握内容

1. 肋间后动脉、静脉、神经的位置，走行。肋间隙穿刺进针的安全部位与穿经层次。

2. 胸廓内动脉、静脉及其分（属）支的行程与分布范围。

3. 胸膜的配布，壁胸膜组成，胸膜腔与肋膈隐窝的概念及临床意义。

4. 肺的位置、形态，肺尖的位置，左、右肺根的组成及各结构的位置关系，左、右肺根的毗邻。

5. 胸膜与肺的体表投影。

（二）了解内容

1. 胸壁不同部位与肋间隙的肌肉配布。

2. 肺段。

二、解剖导图

①松解胸锁关节—②解剖翻切前锯肌—③确定离断线—④自前斜角肌前缘与第 1 肋交界处内侧依次剪开第 1～10 肋骨、肋间肌—⑤探查胸膜、胸膜腔—⑥解剖肺—⑦解剖肋间隙前部、胸廓内动、静脉—⑧解剖肋间隙后部。

三、解剖操作

此次操作涉及开胸，需提前预习和复习局解系解相关知识，准备和熟悉咬骨钳、骨剪、小电锯等手术器械的使用方法。肋间隙的解剖观察，胸廓内动、静脉的解剖可待开胸后进行。

（一）开胸

1. 松解胸锁关节　紧贴锁骨内侧端上面切断舌骨下肌群，切断胸锁乳突肌锁骨头与胸骨头。用解剖刀顺着关节面方向切断关节囊及囊周围的韧带（钳、剪配合），寻找分离距胸骨外侧缘 1～2cm 深面的胸廓内动、静脉主干，切断血管。用力将锁骨翻向外侧，由于锁骨下肌的存在，阻力极大，此时必须注意保护锁骨深面的锁骨下静脉，边翻边离断锁骨下肌。

找到前斜角肌在第 1 肋的附着处，分离锁骨下静脉，顺便观察颈部斜角肌间隙组成及通过的主要结构。

2. 解剖前锯肌　在腋窝内侧壁解剖观察前锯肌，可见其分别附着于第 1～8 肋前外侧形成 8 个肌齿，剥离并剪断肌齿，连同胸长神经一起翻向后外侧至腋中线，显露肋间隙浅层。

3. 确定开胸离断位置 用刀尖划线：从前斜角肌与第1肋交界处内侧缘，斜向外后下，大约在第4肋处达腋中线，而后向下直至第10肋。确认后再行开胸操作。开胸离断线不可太靠前，以免影响胸腹腔脏器的暴露和操作。

4. 分离剪断肋骨与肋间肌 在第1肋上缘，向深面钝性推开，分离壁胸膜，将壁胸膜尽量完整保留。紧贴前斜角肌附着于第1肋处内侧缘，用肋骨剪剪断第1肋。切断肋间肌，分离壁胸膜。依次往后外下，沿规划线剪切至第10肋，逐段分离壁胸膜。钝性分离壁胸膜时，注意防止锐利的骨渣子和肋骨断端伤手。

5. 翻开胸前壁 两侧均充分剪断后，再从前面正中揭开胸壁。揭开时，一手提起胸骨柄，一手在内面从上向下推开深面的结构。均匀用力向下翻起胸前壁，边翻边观察贴于胸壁内面的结构，结缔组织与胸前壁相互连接的情况，以及胸膜前界转折处的情况。若盲目猛力揭开，则易折断胸骨、肋软骨，损伤内面的壁胸膜、胸廓内血管及分（属）支等结构。

注意，胸壁与膈附着处暂不切断，在作腹部时再行切断。

（二）探查胸膜、胸膜腔

揭开胸壁时可能会将部分肋胸膜撕脱，尽量恢复原位后再行观察、解剖和探查。

1. 探查胸膜 观察自胸壁内面分离的肋胸膜，用尖镊提起，呈"十"字形剪开。探查理解壁胸膜的分部：肋胸膜、纵隔胸膜、膈胸膜、胸膜顶。

（1）肋胸膜。位于胸壁内表面，为胸壁最内层，壁胸膜四部中肋胸膜面积最大。

（2）纵隔胸膜。由肋胸膜分别在前、后转折向内侧呈矢状位贴于纵隔两侧，包裹肺根后延续为肺表面的脏层。

（3）膈胸膜。贴于膈上面，在膈肌周缘转折与肋胸膜相移行。

（4）胸膜顶。位于肺尖上方。将锁骨和胸壁复位，由指尖验证胸膜顶高出锁骨内侧 1/3 上方 2～3cm。锁骨下动脉经胸膜顶前方进入斜角肌间隙。颈根部手术勿伤及胸膜顶。

观察贴于肺表面的脏胸膜（即肺的外膜），脏胸膜与壁胸膜在肺根处相互移行，移行处包裹肺根内诸结构。

2. 探查胸膜腔与胸膜隐窝

（1）胸膜腔。清除胸膜腔内浆液形成的凝固物，探查壁、脏两层之间的胸膜腔，左、右胸膜腔分别进行探查。左、右独立，互不相通。腔内呈负压，仅仅含有少量浆液，利于呼吸。

（2）肺韧带。在肺根下方，用示指和拇指探查肺韧带：位于肺纵隔面与纵隔胸膜之间，由脏胸膜延续至纵隔胸膜形成的双层胸膜结构。

（3）胸膜隐窝。用指尖分别探查肋胸膜与膈胸膜、肋胸膜与纵隔胸膜转折处形成的肋膈隐窝和肋纵隔隐窝。重点探查肋膈隐窝：呈半环形，为胸膜腔位置最低处，是腔内积液好发部位。观察肺下界与之距离。结合临床上胸膜腔穿刺引流术理解穿刺部位及注意事项。

3. 观察胸膜返折线及其体表投影 用手指自胸膜顶向下沿肋胸膜与纵隔胸膜之间、肋胸膜与膈胸膜之间分别探查其前返折线（前界）和下返折线（下界）。复位胸壁，验证其体表投影，并加以复述（表达）（图5-1，图5-2）。

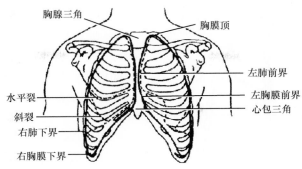

图 5-1　胸膜和肺的体表投影（前面观）（虚线示肺）

（1）前界。自胸膜顶经胸锁关节后方斜向内下，在第 2 胸肋关节平面左、右向中线靠近，然后垂直向下至第 4 胸肋关节平面，向下左右出现差异。右侧继续垂直向下至第 6 胸肋关节平面延续为下界；左侧自第 4 胸肋关节呈弧形行向外下，至第 6 肋软骨中点处延续为下界。查验左、右胸膜前界上份胸骨角平面以上的胸腺区和第 4 胸肋关节平面以下的心包区。联系临床，理解心腔内注射和心包腔积液穿刺的安全进针部位。

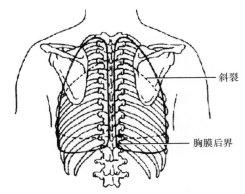

图 5-2　胸膜和肺的体表投影（后面观）（虚线示肺）

（2）下界。两侧基本相似，右侧略高于左侧。自第 6 肋软骨向外下，锁骨中线与第 8 肋相交，腋中线与第 10 肋相交，肩胛线与第 11 肋相交，后正中线与第 12 肋相交。

（三）解剖肺

1. 观察肺的位置与外形　原位观察肺的位置与外形，并将左、右两侧肺进行比较。对照教材观察并复述肺的外形"一尖一底两面三缘"；左肺狭长、右肺宽短；左肺被斜裂分为上、下两叶，右肺被水平裂和斜裂分为上、中、下三叶；左肺前缘可观察到左肺小舌和心切迹。

2. 查验肺的体表投影　比较肺前界、下界与胸膜前界、下界体表投影。两者的前界几乎一致，肺下界较胸膜下界高出约 2 个肋及肋间隙的距离（比较记忆法）。

3. 取肺　分离肺根前方的膈神经、心包膈血管，加以保护。左手自肺纵隔面伸入，将肺根适当拉向外侧，呈矢状位靠纵隔面一侧（便于观察肺根结构）整齐地切断肺根、肺韧带（勿伤及深面的迷走神经）。取出肺。

4. 解剖肺根、肺段　对照解剖左、右肺根，观察结构位置关系的异同。两肺相同点是：最前方为肺上静脉、最下方为肺下静脉。不同点是：左侧主支气管较长、左肺动脉略向上斜，故左肺根最上方为肺动脉、稍下方为主支气管，右侧则相反。

选取一肺叶支气管，向深层追踪，参照理论教材观察理解肺段支气管、支气管肺段。

（四）解剖肋间隙前部及胸廓内动、静脉

在揭开的胸壁上，分别解剖肋间隙前部和胸骨两侧内面的胸廓内血管（图 5-3）。

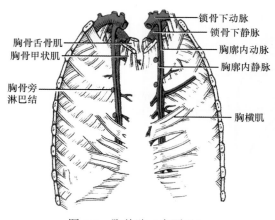

锁骨下动脉
锁骨下静脉
胸廓内动脉
胸廓内静脉

胸骨舌骨肌
胸骨甲状肌

胸骨旁
淋巴结

胸横肌

图 5-3　胸前壁（内面观）

（1）肋间隙前部。选取靠中位的第 5～6 肋间隙，由浅入深依次解剖辨认肋间外肌（肋软骨前面移行为肋间外膜）、肋间内肌，分别从胸壁的内面和外面观察肌纤维的走行。肋间隙后部可在解剖纵隔时操作。

观察理解肋间最内肌、胸横肌。

（2）胸廓内动、静脉。在胸壁内面先找出胸廓内动脉主干，可见其距胸骨体外侧缘 1～2cm。寻认以下分支：

1）肋间前动脉。位于上第 1～6 肋间隙，与肋间后动脉主干吻合。

2）心包膈动脉。在第 1 肋附近发出，伴行膈神经，分布于心包和膈。

3）肌膈动脉。约平第 6 胸肋关节处发出，沿肋弓深面外下，分布至膈、腹肌。

4）腹壁上动脉。向下进入腹直肌鞘后层与腹直肌之间，与腹壁下动脉相吻合。

（五）解剖肋间隙后部

去除胸壁后部内表面的肋胸膜，选取中位肋间隙（第 5～7 肋间隙最佳）解剖，观察肋间隙后部的血管神经。在脊柱两侧与肋角之间寻找近肋间隙中份走行的肋间后动、静脉和肋间神经主干，三者在该段的位置关系无特定规律。向外侧追踪至肋角处，可见其发出上、下两支（下支较细小）。在肋角外侧向前方，血管神经主干靠肋沟内面走行，从上向下一般为：肋间后静脉、肋间后动脉、肋间神经。

四、特 别 提 示

1. 确定准确的离断线的方法。

2. 翻开锁骨和胸壁时，如何保护好毗邻的器官结构。

3. 因严重胸膜炎等疾病而导致脏壁胸膜粘连时，打开胸壁应十分小心。

五、复 习 思 考 题

1. 应用所学知识，如何确定胸膜腔积液、心包腔积液、胸膜腔积气穿刺术和心腔内药物注射术的安全部位。

2. 比较左右肺根内结构的排列关系及左右肺根器官结构的毗邻关系。

第二节　纵　　隔

一、教 学 目 标

（一）掌握内容

1. 纵隔的境界与分区。

2. 上纵隔的结构及位置关系。

3. 动脉导管三角、食管上三角、食管下三角的周界、结构。

4. 心包、心包腔的概念，心包横窦、心包斜窦的位置、临床意义。

5. 心的位置与毗邻，心的动脉血管分支分布，心的体表投影。

6. 食管在胸部的走行、分部与毗邻。

7. 胸导管的毗邻。

（二）了解内容

1. 纵隔左、右侧面观的异同。

2. 主动脉弓的毗邻。

3. 气管、气管权、左右主支气管的位置与毗邻。

4. 食管后间隙与食管后隐窝的概念与区别。

5. 奇静脉的位置、走行。

6. 胸主动脉的位置、走行。

7. 胸交感干的位置，内脏大神经、内脏小神经的走行。

二、解剖导图

①纵隔侧面观—②解剖上纵隔—③解剖中纵隔—④观察解剖后纵隔。

三、解剖操作

去除纵隔胸膜，先在纵隔胸膜深面、肺根前方分别游离两侧的膈神经和心包膈血管，再对照图谱，解剖、观察、理解纵隔内结构及其位置关系。

（一）观察纵隔左、右侧面

以肺根（已离断）为中心，比较观察纵隔左、右两侧面。

纵隔右侧面观：奇静脉弓跨右肺根上方，在肺根前上方汇入上腔静脉右侧缘；前为膈神经、心包膈血管；前下方为心包；后为奇静脉及其外侧的胸交感干、内脏大神经、肋间后血管与肋间神经（图 5-4）。

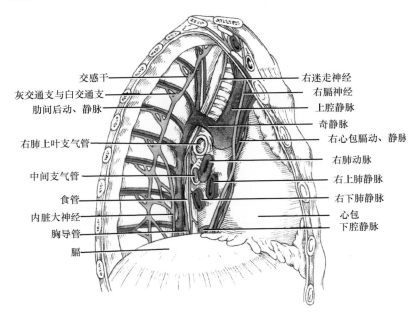

图 5-4 纵隔（右侧面观）

　　纵隔左侧面观：主动脉弓跨越左肺根上方，在后上方延续为降主动脉；前为膈神经、心包膈血管；前下方为心包；后为降主动脉及其外侧的胸交感干、内脏大神经、肋间后血管与肋间神经。左迷走神经斜越主动脉弓左前方至肺根后方下行（图5-5）。

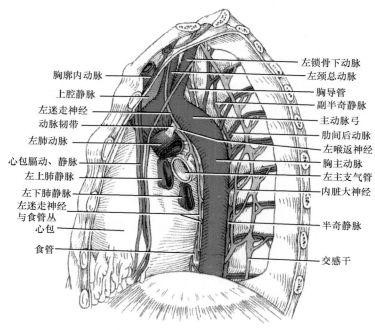

图5-5　纵隔（左侧面观）

（二）解剖上纵隔

　　在上纵隔从前向后依次解剖胸腺、上腔静脉及其属支、主动脉弓凸侧缘的三大分支、膈神经和心包膈血管、左迷走神经、气管等结构。胸导管留在最后作整体追踪解剖（见后述）（图5-6）。

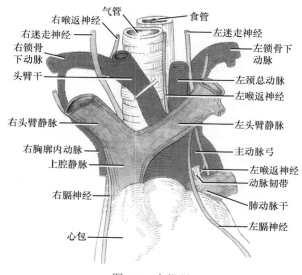

图5-6　上纵隔

1. 胸腺　成人胸腺已退化为结缔组织，观察后去除。

2. 上腔静脉及其属支　在上纵隔右前方找出上腔静脉主干，分别向下、向上修洁追踪。奇静脉弓跨越右肺根汇入上腔静脉，向下追踪，可见其汇入右心房之前的一段表面有心包包被。向上追踪，可见其在第 1 胸肋结合处平面由左、右头臂静脉汇合而成，观察比较两者走行。

右头臂静脉短而直，后方从右向左分别有右迷走神经、头臂干。

左头臂静脉长而倾斜，斜跨主动脉弓凸侧缘的三大分支前面。

3. 主动脉弓的三大分支及伴行结构　修洁观察主动脉弓凸侧缘从右向左的三大分支：头臂干、左颈总动脉、左锁骨下动脉。

在主动脉弓左前方找出左迷走神经主干，用尖镊提起主干，在主动脉弓下缘寻找其发出的左喉返神经，可见其勾绕主动脉弓返向后上，推测其在深面向上的走行（待解剖后纵隔时解剖）。

观察动脉导管三角：上为主动脉弓、下为左肺动脉、前为左膈神经、后为左迷走神经；近似三角形区域，内有左喉返神经、动脉韧带（胚胎时为动脉导管）、心浅丛。

4. 气管、左右主支气管　在上腔静脉与主动脉弓之间的深面解剖观察气管、主支气管，观察周围有较多见的淋巴结，去除后理解左右主支气管的位置与毗邻。

（三）解剖中纵隔

中纵隔内的结构为心包与心。首先观察心包的配布，可见外层为纤维性心包，下附着于膈中心腱。然后按要求打开、探查心包腔。最后观察解剖心、心的血管。根据教学需要决定是否取下心脏，若不取出心脏，可以直接观察解剖心脏自身动静脉血管；在左、右心室前壁打开约 3×3cm 窗口观察心腔内瓣膜、腱索和乳头肌；切开主动脉、肺动脉根部，观察主动脉瓣和肺动脉瓣。

1. 打开、探查心包腔和心包窦　用尖镊提起心包，呈"U"形切开：两纵切口距左、右膈神经前方约 1cm 处，横切口距膈上 1cm 处。向上翻起切开的纤维性心包，探查理解心包的配布和心包腔（图 5-7）。

紧贴纤维性心包内面者为浆膜性心包壁层，心脏及大血管根部起始段表面为浆膜性心包脏层，近腔面光滑。壁、脏两层之间围成密闭的心包腔，腔内仅有少量滑液（对照胸膜腔、腹膜腔、睾丸鞘膜腔进行理解）。用指尖在心包腔内探查验证：浆膜性心包壁、脏两层在大血管周围的移行返折。然后探查心包腔在大血管根部周围形成的心包横窦和心包斜窦。

心包横窦：用示指自左心耳和肺动脉干之间，横行向右经左心房前壁前方探查，直至指

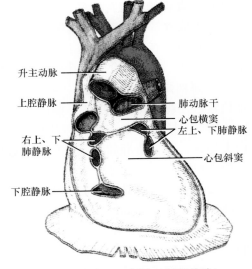

图 5-7　心包及心包腔（打开前壁）

尖触及上腔静脉右缘，理解心包横窦的周界和临床意义。

心包斜窦：提起心尖，示指与中指紧贴心膈面，自左、右肺上、下静脉之间向上探查。

理解心包斜窦的位置：前为左心房后壁，后为心包，左、右分别为同侧的肺上、下静脉。

2. 观察、解剖心脏

（1）观察心的外形：观察心的大小、形态、位置、出入心的血管。观察外膜（浆膜性心包脏层）下的脂肪组织配布情况。分别观察"一尖一底两面三缘四沟"：心尖朝向左前下方，心底朝向右后上方；胸肋面可见前室间沟和冠状沟，膈面有后室间沟；右缘较直、左缘较长、下缘倾斜；房间沟位于上、下腔静脉与右肺上、下静脉注入处之间。对照四沟理解心四腔（左右心房、左右心室）的表面分界线、四腔的空间位置。

（2）解剖心的血管：左、右冠状动脉起自升主动脉。分别在左、右心耳与肺动脉干之间寻找其起始部，然后在心外膜深面逐一解剖寻认其分支、分布。在冠状沟后部寻找冠状窦及其属支。

1）左冠状动脉。用尖镊提起左心耳，在肺动脉干深面找到左冠状动脉起始部，清除表面的结缔组织，可见其为一短干，在肺动脉干左侧缘发出前室间支和旋支。前室间支沿前室间沟走行并不断发出分支，旋支沿冠状沟绕心左缘至心膈面。

2）右冠状动脉。提起右心耳，在肺动脉干右侧深面找到右冠状动脉起始部，分别游离观察其发出的后室间支和左室后支等分支。前、后室间支在心尖切迹处吻合。

3）冠状窦。在心的膈面，冠状沟后份、左心房与左心室之间寻找冠状窦。窦长约5cm，腔较大，近下腔静脉口处汇入右心房。寻认其最大的两属支，分别是位于前、后室间沟的心大静脉和心中静脉。

（四）解剖上纵隔后部、后纵隔

食管与迷走神经、奇静脉及其属支、胸主动脉、胸导管、胸交感干等结构在上纵隔后部和后纵隔内多呈纵向走行，应作整体解剖和观察（图 5-8）。

1. 解剖食管与迷走神经　在纵隔左侧面，观察食管上三角、食管下三角的周界，找出并观察食管的位置与毗邻；自主动脉弓左前方向下追踪左迷走神经，可观察到其在食管前方形成食管前丛；至穿膈食管裂孔处合为迷走神经前干。在纵隔右侧面，观察食管中、下段的位置；在右肺根后方找到右迷走神经主干，向下追踪，可观察到其在食管后方形成食管后丛；至穿膈食管裂孔处合为迷走神经后干（"左前右后"）。

2. 解剖奇静脉及其属支　奇静脉及其属支的位置、类型存在较多变异，观察时应多加比较。在解剖观察时注意不要损伤与其位置关系密切的胸导管。

（1）奇静脉主干。在纵隔右侧面，靠主动脉裂孔处找到奇静脉干（起自右腰升静脉），向上追踪，可见奇静脉干一般位于脊柱胸段右前方（也可位于正前方或左前方），主干一般直行向上（也可向左侧弯曲），在第四胸椎高度，呈弓形绕右肺根汇入上腔静脉。

（2）奇静脉的属支。在纵隔右侧观察到奇静脉较为恒定的属支有第 3～11 右肋间后静脉、右肋下静脉。把食管及相应结构推向右侧，在纵隔左侧观察寻找左肋间后静脉、左肋下静脉的汇入情况。一般是第 3～8 左肋间后静脉汇合为副半奇静脉，第 9～11 左肋间后静脉汇合成半奇静脉（可缺如），然后汇入奇静脉。

3. 解剖胸主动脉　在纵隔左侧，将食管推向右侧，自主动脉弓处向下修洁胸主动脉主干至穿膈处，寻找辨认其发出的脏支和壁支，观察其位置与毗邻。

（1）脏支

1）支气管动脉。在胸主动脉起始处发出，左右各有 1～2 支，细小，沿左右两侧主支气管后壁入肺。

2）食管动脉。沿胸主动脉主干前壁发出，自上而下可有 4～5 支，细小。

（2）壁支：左、右肋间后动脉。在胸主动脉左右侧缘靠后壁分别寻认左、右肋间后动脉，由于胸主动脉主干大部位居脊柱左侧或左前方，故右肋间后动脉要跨越脊柱前方再进入对应的肋间隙走行。游离观察 2～3 支即可。

4. 解剖胸导管　在纵隔右侧中下部，轻轻提起食管，在食管与脊柱之间寻找胸导管。观察胸导管的走行、毗邻。若奇静脉主干位置变异，则应注意胸导管的位置变化情况。

在纵隔左侧食管上三角内寻找辨认胸导管上段，并联系颈根部的走行、汇入情况，全面系统理解胸导管。

5. 解剖胸交感干、内脏大神经、内脏小神经　在脊柱胸段两侧分别解剖观察胸交感干及分支。

剥离清除位于脊柱两侧的肋胸膜，先沿胸交感干纵向追踪，可见若干膨大的椎旁神经节、细小的节间纤维纵向连为一干。再分别在干的两侧横向追踪，分别观察灰、白交通支，第 6～9 椎旁神经节穿出的节前纤维组合而成的内脏大神经，第 10～12 椎旁神经节穿出的节前纤维组合而成的内脏小神经。

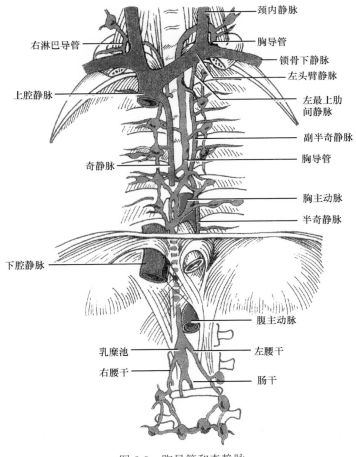

图 5-8　胸导管和奇静脉

四、特别提示

1. 胸导管管壁较薄，容易破损，解剖时需特别小心。

2. 奇静脉及其属支变异较多，观察后应作记录。

3. 肺根与纵隔间可能被结缔组织、淋巴结等结构连为一体，需以肺根结构为中心先行探查，然后再细心游离，以免破坏。

五、复习思考题

1. 试述乳腺癌癌细胞淋巴转移途径，进行乳腺癌根治术时应注意哪些结构？
2. 试述胸骨角断层解剖结构。
3. 观察描述心包重要毗邻器官结构的位置关系。
4. 纵隔内食管癌手术要注意哪些重要的毗邻器官结构？
5. 常见先天性心脏病发生的解剖学基础。

（李良文）

第六章　腹　　部

第一节　腹前外侧壁

一、教学目标

（一）掌握内容

1. 腹部浅筋膜的特点，移行和附着。

2. 腹前外侧壁肌的配布特点、血管和神经分布。

3. 腱膜形成的结构：腹直肌鞘、弓状线（半环线）、腹白线等。

4. 腹股沟管的位置、两口、四壁、穿行结构及临床应用。

5. 腹股沟三角的位置、构成和临床意义。

6. 腹前外侧壁常用手术切口及层次特点。

（二）了解内容

1. 腹部的境界和分区、体表标志及主要脏器的体表投影。

2. 腹壁肌的起止、作用及形成的结构。

3. 浅静脉的回流及皮神经的节段性分布概况。

二、解剖导图

①皮肤划线—②切皮、翻皮—③寻找腹壁浅血管—④辨认 Camper 筋膜和 Scarpa 筋膜—⑤寻找肋间神经皮支—⑥解剖腹直肌鞘及腹直肌—⑦观察和解剖腹外斜肌及其腱膜—⑧解剖腹股沟管各壁、探查腹股沟管深环—⑨辨认腹股沟三角—⑩解剖腹前外侧壁的肌和血管、神经。

三、解剖操作

（一）皮肤切口

1. 正中纵行切口　剑突 - 脐（环绕）- 耻骨联合上缘。

2. 上横（斜）切口　沿肋弓下缘 - 腋中线。

3. 下横（斜）切口　耻骨联合中点上缘 - 髂前上棘 - 腋中线。将皮片翻向两侧（图 6-1）。

（二）解剖浅层结构

分别解剖观察浅筋膜及其内的浅血管、皮神经（图 6-2）。

1. 浅筋膜　肚脐平面以下腹壁浅筋膜分为两层：浅层为脂肪层（Camper 筋膜），多较厚；深层为膜性层（Scarpa

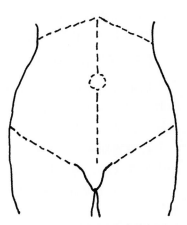

图 6-1　腹前外侧壁皮肤切口

筋膜），较薄。

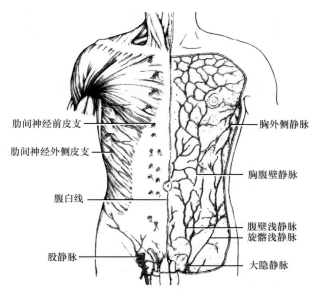

图 6-2　腹前外侧壁浅层结构

自髂前上棘向内至正中线（腹白线），水平切开浅筋膜，观察理解脂肪层与膜性层。手指自膜性层深面探入，向内至白线受阻，表明膜性层附着于白线；向下在腹股沟韧带下方约一横指处受阻，表明膜性层附着于阔筋膜；在耻骨结节与耻骨联合之间向下探查，手指可进入浅会阴筋膜深面（Colles 筋膜），体会并理解腹壁膜性层深面与会阴浅隙的通连情况。

2. 浅血管　找到已离断的腹壁浅静脉和旋髂浅静脉主干，分别向内上、外上追踪至脐周静脉网，可见其行于腹壁浅筋膜脂肪层与膜性层之间，伴行有同名浅动脉。

3. 皮神经　胸、腹壁神经呈节段性分布，皮支浅出皮下位置有规律可循。

（1）胸神经前支前皮支。在前正中线两侧约 2cm 处浅出皮下，有血管伴行。

（2）胸神经前支外侧皮支。在腋中线附近浅出皮下，有血管伴行。

（3）髂腹下神经。在腹股沟管皮下环上方 2 ～ 3cm 处寻认。

（4）髂腹股沟神经。在皮下环处寻认，注意其与精索或子宫圆韧带之间的位置关系。

观察上述结构后，去除浅筋膜，显露深层结构。

（三）解剖深层结构

腹前外侧壁肌肉的配布易于理解，但腱膜形成结构较多，尤其是腹直肌鞘、腹股沟管、腹股沟三角（Hesselbach 三角，又称海氏三角、直疝三角）需逐一解剖观察。腹壁下动脉是标志性结构（图 6-3）。

1. 腹直肌鞘　观察前面正中的腹白线、腹直肌外侧缘的半月线，两者之间为腹直肌鞘，鞘内为腹直肌，分别打开左、右腹直肌鞘。

（1）打开腹直肌鞘前层。先用尖镊在腹直肌鞘前层表面作"工"字形划线：上横线平剑突下方，下横线平耻骨联合上方，在半月线与白线之间纵行划一垂直线。用尖镊提起鞘前层沿划线切开，注意勿切断肌肉。分别向两侧翻开左、右鞘前层，显露左、右腹直肌。

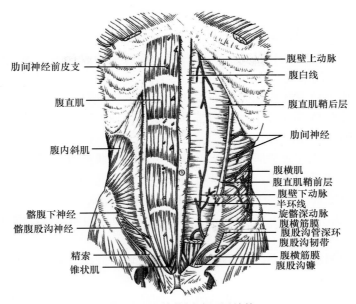

图 6-3　腹前外侧壁深层结构

（2）观察腹直肌及其血管神经。在腹直肌外侧缘自上而下观察 7～11 肋间神经（胸神经前支）、肋下神经及伴行血管穿入腹直肌的位置情况。

从内侧缘翻起腹直肌，紧贴腹直肌后面观察寻找腹壁上、下动静脉的走行、分支及相互吻合情况。腹壁上动脉发至胸廓内动脉。腹壁下动脉起自髂外动脉，可在腹壁内面先辨认脐外侧襞，沿襞的走向掌握腹壁下动脉的位置，观察到该动脉起始处位居腹股沟管深环内侧，因此该动脉是手术中确认直疝与斜疝的标志。

（3）观察弓状线（半环线）。在肚脐平面以下 4～5cm 处，腹直肌鞘后层突然变薄或缺如（移行至前层）形成弓状线（半环线）。向两侧翻起腹直肌，用手指自腹壁内面自肚脐逐渐向下顶起腹直肌鞘后层，观察到突然变薄处即为弓状。如若是逐渐移行变薄，则弓状线不明显。

2. 腹外斜肌

（1）观察腹外斜肌。腹外斜肌起于下 8 位肋的外面，肌纤维斜向内下方走行，内侧及下方大部延续为腱膜。形成腹股沟韧带、皮下环、腔隙韧带等结构。参与形成半月线、腹白线、腹直肌鞘、腹股沟管等结构。

（2）解剖腹股沟韧带。腹外斜肌腱膜下缘张于髂前上棘、耻骨结节之间增厚的部分即为腹股沟韧带，是下肢与腹部的分界线。

（3）解剖皮下环（又称为腹股沟管浅环、外口）。紧贴耻骨结节外上方，仔细沿精索（女性为子宫圆韧带）穿出处解剖观察皮下环。腹外斜肌腱膜在此处移行为精索外筋膜至阴囊。移行处较薄，细心游离环周围的薄层腱膜，显露环的内侧脚（止于耻骨联合）、外侧脚（止于耻骨结节）及两脚之间上方呈弧形的脚间纤维。

（4）切开腹外斜肌及腱膜。沿左、右腋中线，作胸壁延续切口至髂嵴；自髂前上棘至腹直肌外侧缘、皮下环上方 1～2cm（保护好皮下环），作一斜切口。分离并向内侧翻起腹外斜肌，可见其与深面的腹内斜肌之间连接疏松，易于分离。暴露腹内斜肌。

3. 腹内斜肌

（1）观察腹内斜肌肌纤维走向。上份斜向内上、中份接近横行、下份斜向内下。腱膜参与构成半月线、腹直肌鞘前后层、腹白线、腹股沟管、提睾肌等结构。重点观察理解参与构成腹股沟管的情况。

（2）观察腹内斜肌靠腹股沟管外侧端的起始部。提起精索（或子宫圆韧带），可见腹内斜肌横越精索外侧端（或子宫圆韧带）的前面，理解腹股沟管前壁为腹内斜肌起始部和腹外斜肌腱膜。

（3）观察腹内斜肌和腹横肌的弓状下缘。腹内斜肌肌纤维呈弓形跨越精索（或子宫圆韧带）上方，形成弓状下缘，与腹横机的弓状下缘一起构成腹股沟管上壁。两者在内侧形成联合腱，经精索（或子宫圆韧带）后方，止于耻骨梳。

（4）观察提睾肌。在弓状下缘外侧，仔细观察腹内斜肌、腹横肌肌纤维进入精索至阴囊，形成提睾肌。

（5）切开腹内斜肌。在左、右两侧沿腋中线纵切（同腹外斜肌切口），再横切至髂前上棘附近。

（6）分离腹内斜肌和腹横肌。可见两者之间结合紧密，有血管、神经主干走行。分离时沿两层之间的血管、神经进行（将血管、神经留于腹横肌表面）。不可强行分离，否则容易损伤肌纤维。

4. 腹横肌　腹横肌肌纤维横行走行，腱膜参与形成半月线、腹直肌鞘后层、腹白线、弓状下缘、联合腱、提睾肌等结构。解剖观察弓状下缘、联合腱、提睾肌等结构时，宜与腹内斜肌同时进行。注意观察腹内斜肌、腹横肌弓状下缘的位置高低关系。

5. 腹横筋膜　切开并翻开胸、腹壁。沿左、右腋中线切透腹横肌，在胸、腹壁之间切断膈肌附着处，向下翻起胸、腹壁。翻至肚脐时，自肝下缘拉起肝圆韧带，在肚脐周围作环形切口，一并将连有肚脐的肝圆韧带留于腹腔内。

腹横肌深面为腹横筋膜，腹横筋膜与壁腹膜之间有薄层疏松腹膜外组织，壁腹膜易于剥离。将腹膜尽量完整地剥离，即可从内面观察贴于腹横肌内面的腹横筋膜。

6. 腹壁下动脉　在腹直肌鞘内找出已解剖出的腹壁下动脉，向下验证其沿脐外侧襞走行，起自髂外动脉。腹壁下动脉起始处位居腹股沟管深环内侧，在腹横筋膜深面的腹膜外组织内行向内上，穿腹横筋膜、腹直肌鞘外侧缘进入腹直肌鞘内，贴于腹直肌后面继续行向内上，与腹壁上动脉相吻合。

7. 腹股沟区　腹股沟区位于腹股沟韧带、腹直肌外侧缘、髂前上棘至腹直肌外侧缘的水平线之间，为左右对称的两个三角形区域。因腹股沟管、直疝三角位居该区，故为临床应用较多的重点局部（图6-4）。

（1）腹股沟管。腹股沟管是位于腹股沟韧带内侧段上方，肌与腱之间的不规则裂隙。分别理解其内外两口、前后上下四壁、男女性的穿行结构、临床意义。

1）两口：即外口和内口。

外口又称皮下环或浅环，由腹外斜肌腱膜形成的卵圆形裂口（前已解剖观察）。

内口又称深环，为腹横筋膜上的开口（突口），精索内的输精管及血管穿行而成，紧靠腹壁下动脉起始部外侧；内口的体表投影为腹股沟韧带中点稍上方。提起精索向内追踪，再从腹壁内面找到输精管（较硬，胶线样感觉），内外结合验证（图6-5）。

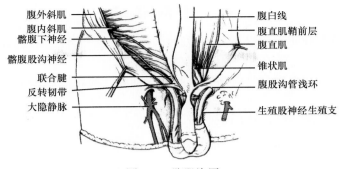

图 6-4 腹股沟区

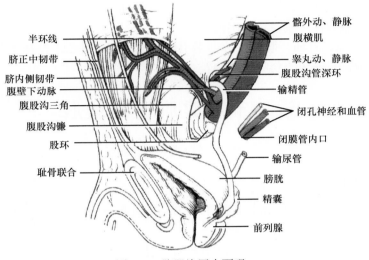

图 6-5 腹股沟区内面观

2）四壁：逐一观察四壁的构成。

腹股沟管前壁：腹外斜肌腱膜及腹内斜肌起始部。

腹股沟管后壁：腹横筋膜及联合腱。

腹股沟管上壁：腹内斜肌和腹横肌形成的弓状下缘。

腹股沟管下壁：腹股沟韧带。

3）穿行结构：男性为精索，女性为子宫圆韧带，男女性均有髂腹股沟神经及生殖股神经生殖支伴行。

4）若腹腔内脏器或结构自腹股沟管脱出，则形成斜疝。

在髂前上棘内侧，翻起腹外斜肌，向内下方寻找辨认自腹内斜肌穿出、继而在腹外斜肌和腹内斜肌之间走行的髂腹下神经。在髂腹下神经下方与之平行走行，进入腹股沟管内的是髂腹股沟神经。注意保留该二神经的主干，以便在操作腹后区腰丛的分支时予以再次确认。

（2）腹股沟三角。又称为海氏三角、直疝三角、Hesselbach 三角。

观察其周界：腹股沟韧带、腹直肌外侧缘、腹壁下动脉之间。是腹股沟区的内侧半部分。

临床意义：该三角区结构突出形成直疝。

四、特别提示

1. 腹壁浅筋膜在肚脐平面以下分为脂肪层和膜性层，膜性层的附着情况需要通过探查理解，尤其是与会阴浅隙相通，临床意义较大。

2. 作胸腹壁联合切口时，易将脐带自肝下缘切断，应将肚脐留于韧带上，便于复原观察理解。

3. 弓状线存在变异，有的不太明显需引起注意。

4. 腹股沟管需要通过精细操作方能较好理解，教师要加强指导。

五、复习思考题

1. 列表比较经麦氏点、腹白线、腹直肌（弓状线平面以上）、腹直肌（弓状线平面以下）的手术切口，由浅入深分别经过的层次。

2. 腹股沟斜疝、直疝、股疝在解剖学上位置的区别是什么？临床上如何进行区分？斜疝修补术中应注意避免损伤哪些结构？

第二节　腹膜和腹膜腔

一、教学目标

（一）掌握内容

1. 掌握腹膜的形态、功能和腹膜腔的概念，位置和分区。

2. 掌握腹腔内器官与腹膜的关系。

3. 掌握大网膜，小网膜的构成及网膜囊的位置。

4. 掌握肝和胃的主要韧带。

5. 掌握膈下间隙的区分和通连关系。

（二）了解内容

1. 了解系膜的构成和形态特点。

2. 了解腹前壁和腹后壁的皱襞与隐窝。

3. 了解结肠下区的主要间隙和通连情况。

二、解剖导图

①打开腹膜腔—②观察肝的位置与毗邻—③观察腹腔脏器的配布和位置—④探查腹膜腔的境界—⑤观察腹膜形成的结构，网膜、韧带和系膜—⑥探查膈下间隙—⑦观察结肠下区的间隙—⑧观察腹前壁下份的腹膜皱襞和隐窝。

三、解剖操作

向下翻起切开的胸腹壁，观察腹膜的配布；理解脏层、壁层的位置，两者如何移行。打开腹膜壁层前部，探查并理解腹膜腔；探查小腹膜腔（网膜囊），理解其通向。观察原位腹腔脏器的位置；理解腹膜与腹、盆脏器之间的三种关系（腹膜内位器官、腹膜间位器官、腹膜外位器官）。分别探查腹膜形成的网膜、系膜、韧带、隐窝、陷凹、皱襞等结构（图 6-6）。

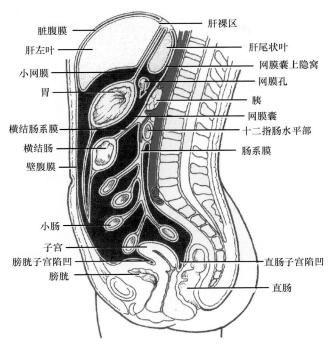

图 6-6 腹膜、腹膜腔、腹膜形成的结构示意图（女性腹、盆部正中矢状面）

（一）观察腹膜的配布

腹膜分为壁、脏两层，表面光滑。壁层贴于腹壁内面（含膈下面）；脏层贴于腹、盆绝大多数脏器表面，形成脏器的外膜。壁、脏两层之间相互移行。壁层与脏层、壁层与壁层、脏层与脏层移行处可形成多种结构。

将手指置于壁、脏两层腹膜之间，向四周滑动，以理解腹膜腔的概念。腹膜腔内仅有少量浆液，脏器均位于腹膜腔外。注意区分腹腔与腹膜腔。

（二）原位观察腹腔内脏器

自上而下、由前向后逐一原位观察腹腔内脏器位置与形态。首先观察肝、胆囊和胃；胃小弯侧形成小网膜，胃大弯侧形成大网膜，大网膜的位置可发生改变（向病灶处移动）。向上翻起大网膜，紧贴胃大弯下方为横结肠，腹膜腔以横结肠及其系膜为界，分为上方的结肠上区和下方的结肠下区。

1. 结肠上区器官

肝：正常成人肝大部位于右季肋区和腹上区，小部分位于左季肋区。仅小部分在胸骨下角、左右肋弓之间与腹壁相贴，肝右叶不超过右侧肋弓下缘。肝下缘较薄锐，有肝圆韧带切迹、胆囊切迹。

胆囊：位于肝右叶脏面的胆囊窝内，借结缔组织与肝脏面相连。由于胆汁浸润可呈现为深绿色。胆囊底的体表投影为右肋弓下缘于右锁骨中线交界处。观察胆囊底与肝下缘的相对位置关系。

胃、十二指肠：观察胃，视其充盈程度、扩张与收缩状态的不同，胃的形态有所不同。

观察胃前壁，理解胃的四大分部。在胃底观察与其相邻的脾前端。观察胃出口即幽门处的环形缩窄，扪摸其对应的向内增厚的幽门瓣（内为幽门括约肌）。胃后面为胰腺，暂不观察。

沿幽门瓣向右、向下辨认十二指肠的上部和降部（水平部和升部暂不观察）。观察十二指肠球的外观形态。

2. 结肠下区器官　向上翻起大网膜，自左上向右下观察空肠、回肠、盲肠、阑尾。注意阑尾的寻找方法，并记录阑尾的位置。

沿盲肠依次观察升结肠、横结肠、降结肠、乙状结肠。横结肠和乙状结肠可因系膜长短不同而呈现不同的长度、管径、位置与形态，注意联系临床应用加以理解。

（三）观察腹膜形成的结构

1. 网膜　重点结构是小网膜、网膜孔、网膜囊和大网膜（图6-7）。

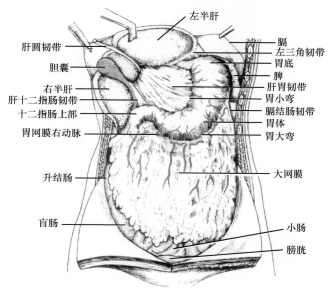

图6-7　腹腔前面观（示小网膜、大网膜）

小网膜分为肝胃韧带和十二指肠韧带

（1）观察小网膜。将肝自下缘推向上方，暴露肝门至十二指肠上部、胃小弯之间双层腹膜结构，即小网膜。小网膜分为两部：左侧较宽的肝胃韧带，右侧较窄的肝十二指肠韧带（内有胆总管、肝固有动脉和肝门静脉三大结构）。

（2）探查网膜孔。站于标本右侧，将左手示指与中指自肝十二指肠韧带右侧下方向左探入网膜孔，拇指置于肝十二指肠韧带表面，扪摸感知韧带内的三大结构（暂不解剖），观察网膜孔的大小。观察理解网膜孔的周界：①前界：肝十二指肠韧带；②后界：腹膜深面的下腔静脉；③上界：肝尾状叶；④下界：十二指肠上部。

（3）探查网膜囊。将手指继续向左伸入，至小网膜和胃后方，两者与腹壁之间即为腹膜围成的网膜囊（又称小腹膜腔）。理解网膜囊的周界、通向。网膜孔是其与大腹膜腔之间的唯一通道。

（4）观察大网膜。注意大网膜的位置。理解其四层腹膜结构（难以分离）在胃大弯及横结肠处的移行关系：自胃前、后壁移行为第1、2层，在大网膜最低处转折向上形成第3、4层，第3、4层分别经横结肠前、后壁，在横结肠上缘移行为横结肠系膜，再延续至腹后壁。位于胃大弯和横结肠之间的部分形成胃结肠韧带。沿胃大弯有胃网膜左、右血管及其分支（暂不解剖）。

2. 韧带 主要观察肝、胃、脾的韧带。

（1）肝的韧带。适当将膈与肝之间分开，分别观察连于肝膈面的镰状韧带、冠状韧带和肝圆韧带（图6-8，图6-9）。

镰状韧带是肝与膈之间的双层腹膜结构，呈矢状位分隔肝左、右叶，游离缘包裹肝圆韧带。

探查右冠状韧带。右手自肝右叶膈面向后探查，可触及到右冠状韧带上层，左手自右肾上方探向肝右叶膈面下方的右冠状韧带下层，左、右两手指不能相碰，籍此理解上、下两层之间的距离，对照离体肝的标本理解肝的裸区。

探查左冠状韧带。两手分别自肝左叶前、后两个方向探查理解左冠状韧带，观察左冠状韧带在肝左叶左侧延续为左三角韧带。

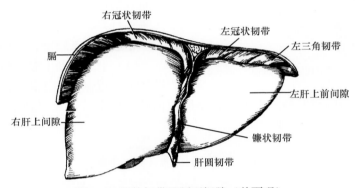

图6-8 肝的韧带及膈下间隙（前面观）

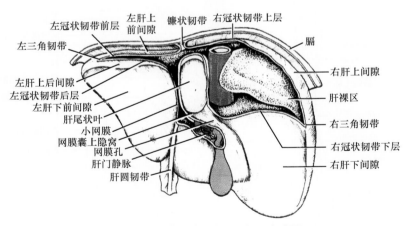

图6-9 肝的韧带及膈下间隙（后面观）

（2）胃、脾的韧带。将胃略向右侧推移，观察连于胃底与脾门之间的胃脾韧带，韧带内有出入脾门的结构，暂不解剖。在贲门切迹上方扪摸连于胃底与膈之间的胃膈韧带。右手指沿脾与左肾上端之间探入，可触及脾肾韧带。观察脾前端连于结肠左曲之间的脾结肠韧带。观察连于膈与结肠左曲之间的膈结肠韧带（图6-10）。

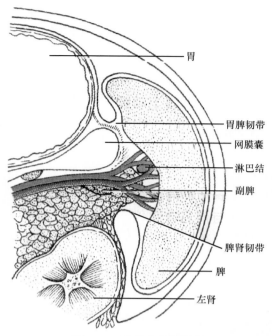

图 6-10　脾的血管和韧带

3. 系膜　将大网膜、横结肠及其系膜翻向上，空回肠推向左侧，从右侧观察小肠系膜。小肠系膜附着于腹后壁的部分称为小肠系膜根。小肠系膜根起于第二腰椎左侧靠近十二指肠空肠曲处，跨过十二指肠水平部前方斜向右下，止于右骶髂关节回盲部交界处。

在盲肠下端后内侧找到阑尾，提起阑尾尖部观察连于回肠末端的阑尾系膜，系膜游离缘有血管主干走行。

将空回肠推向右侧，从左侧面观察小肠系膜及小肠系膜根。提起乙状结肠，观察乙状结肠系膜，系膜根部呈"∧"形，深面有输尿管走行，可切开腹膜加以验证（图 6-11）。

4. 皱襞、系膜窦、陷凹、隐窝

（1）十二指肠上襞。将空肠翻向右侧，提起空肠近侧端向上追踪，找到十二指肠空肠曲。在十二指肠空肠曲右上方与横结肠深面的腹壁上，可观察到一皱襞，即为十二指肠上襞，内隐十二指肠悬肌。

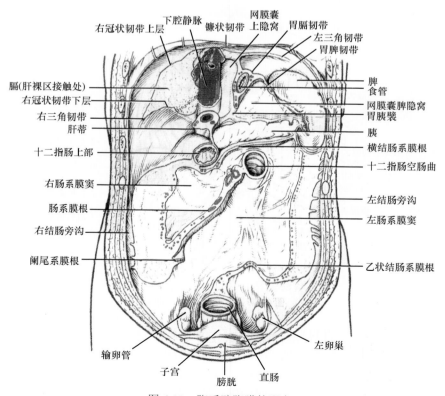

图 6-11　腹后壁腹膜的配布

（2）直肠膀胱陷凹、直肠子宫陷凹、膀胱子宫陷凹。在男性盆腔，手指自膀胱与直肠之间伸向盆底，腹膜在最低处转折，形成直肠膀胱陷凹。同样手法，在女性盆腔探查直肠子宫陷凹、膀胱子宫陷凹。直肠子宫陷凹为女性腹膜腔位置最低处，隔阴道壁与阴道后穹相邻。

（3）肝肾隐窝。在右肾上端前面与肝右叶膈面之间探查肝肾隐窝，为平卧时腹膜腔最低处。网膜囊内容物自网膜孔首先流向肝肾隐窝。

腹前壁内面下部的皱襞、隐窝已在腹壁内容观察，可再作回顾。

5. 腹壁前下份内面腹膜形成的皱襞、隐窝 脐正中襞自膀胱尖至肚脐（脐尿管闭锁而成）；脐内侧襞不太明显（脐动脉闭锁而成）；脐外侧襞则较分明，内隐腹壁下动脉主干。观察并理解膀胱上窝、腹股沟内侧窝与腹股沟外侧窝（图6-12）。

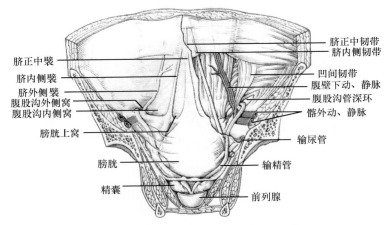

图 6-12　腹壁前下份内面的皱襞、隐窝

（四）探查腹膜间隙

1. 结肠上区的腹膜间隙（又称膈下间隙或肝周间隙）　该区存在七大间隙：左肝上前间隙、左肝上后间隙，左肝下前间隙、左肝下后间隙，右肝上间隙，右肝下间隙，膈下腹膜外间隙（肝"裸区"）。首先理解间隙之间的分界标志，再逐一探查。

上、下间隙以肝膈面、脏面分界；左、右间隙上以镰状韧带、下以肝十二指肠韧带分界；左肝上前后间隙以左冠状韧带为界，左肝下前后间隙以小网膜为界；右侧由于右冠状韧带上、下两层分开，两者之间肝膈面直接与膈相贴，缺少腹膜成分，故而称为"肝裸区"。分别探查以上间隙。

（1）左肝上前间隙、左肝上后间隙。在肝的膈面，将左手自镰状韧带左侧伸入，向后探至左冠状韧带前层，向左至肝游离缘，所探间隙即为左肝上前间隙。右手指自左三角韧带后方在膈面探向前，手指触及左冠状韧带后层，右手指所在的较为窄小的区域即为左肝上后间隙。

（2）左肝下前间隙、左肝下后间隙。在肝脏面，手指自肝下缘探入肝左叶与小网膜与胃前臂之间，即为左肝下前间隙。手指自网膜孔向左探入，所进入的间隙即为左肝下后间隙，也就是网膜囊（小腹膜腔）。对照理解网膜囊的周界：前为小网膜和胃后壁；后为腹膜覆盖的胰腺、左肾上腺、左肾等器官；上为肝尾叶、膈；左侧为胃脾韧带、脾、脾肾韧带；下为大网膜 2、3 层之间的愈着部。

（3）右肝上间隙、右肝下间隙。在肝的膈面，将左手自镰状韧带右侧伸入，向后探至右冠状韧带上层，向右至肝游离缘，所探间隙即为右肝上间隙。在肝脏面，肝右叶与腹膜覆盖的右肾、右肾上腺之间即为右肝下间隙，仰卧时该间隙最低处为肝肾隐窝。观察网膜孔的位置与肝肾隐窝之间的位置关系。

（4）膈下覆膜外间隙（肝裸区）。理解右冠状韧带上下两层之间的区域（见肝的韧带）。

2. 结肠下区的腹膜间隙

（1）左、右肠系膜窦。分别在小肠系膜左、右侧观察左、右肠系膜窦。观察其围成与通向。右肠系膜窦下方被回肠横隔，左肠系膜窦直接与盆腔相通。

（2）左、右结肠旁沟。自肝肾隐窝沿升结肠外侧探查右结肠旁沟，经右髂窝通盆腔。在降结肠外侧探查左结肠旁沟，经左髂窝进入盆腔。联系临床加以理解（液性物质的流向）（图 6-13）。

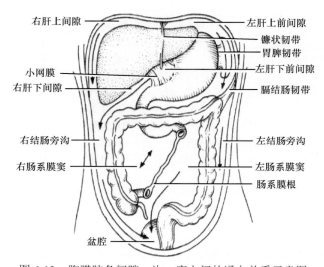

图 6-13　腹膜腔各间隙、沟、窦之间的通向关系示意图

四、特别提示

1. 充分理解腹腔和腹膜腔的概念及境界与腹壁的境界比较。

2. 理解壁腹膜的分布及脏器和腹膜的关系。

3. 探查网膜囊的境界和网膜孔需要仔细辨认结构。

五、复习思考题

1. 举例说明腹腔脏器和腹膜的关系？

2. 膈下间隙的通连途径是什么？

（祁存芳）

第三节　结肠上区

一、教学目标

（一）掌握内容

1. 胃的毗邻；胃的动脉血供及其来源；"胃床"概念。

2. 腹腔干的分支、分布。

3. 肝的位置、毗邻、形态；出入肝门的结构及其位置关系；肝十二指肠韧带内的结构及其位置关系。

4. 肝外胆道的组成；胆总管的走行、分部、汇入；胆囊动脉的寻找方法。

5. 十二指肠的分部；十二指肠悬韧带（Treitz 韧带）。

6. 胰和脾的位置、毗邻、形态。

7. 肝门静脉的属支、走行、汇入。

（二）了解内容

1. 胃的淋巴引流、神经支配。

2. 十二指肠的毗邻、与腹膜的关系。

3. 出入脾门的结构。

二、解剖导图

①胃的血管、神经、淋巴—②腹腔干的分支、脾静脉—③肝十二指肠韧带—④肝外胆道—⑤肝门静脉及其属支—⑥十二指肠—⑦胰—⑧脾。

三、解剖操作

结肠上区主要解剖观察胃、肝、肝外胆道系统、十二指肠、胰腺、脾等脏器的位置、毗邻、血供及其来源；腹腔干的分支分布；肝门静脉的走行、属支、汇入等。临床上涉及该区器官的疾病与手术较多，应加以重点解剖学习。

（一）胃

原位观察胃的位置、形态、毗邻结构；在胃小弯侧解剖小网膜前、后两层之间的胃左动脉与胃左静脉、胃右动脉与胃右静脉、迷走神经；在胃大弯侧解剖大网膜 1、2 层之间的胃网膜左右血管、胃短血管（图 6-14，图 6-15）；观察胃血管周围的淋巴结。

1. 解剖胃小弯侧的血管、神经、淋巴　若肝左叶比较妨碍胃小弯侧的解剖时，可将肝左叶（镰状韧带左侧）切除。

（1）**胃左动脉、胃左静脉**。在胃小弯中份打开小网膜前层，找到并分离胃左动静脉，沿胃小弯向左上追踪，注意伴行的迷走神经前干、胃前支；在贲门处寻认胃左动静脉的食管支；继续追踪胃左动脉主干至其在腹腔干的起始处、追踪胃左静脉至其汇入肝门静脉处。

（2）**胃右动脉、胃右静脉**。沿胃小弯向右找出，追踪胃右动脉至其起始处，可起自肝总动脉、肝固有动脉或其他，观察后记录之。追踪胃右静脉至其汇入肝门静脉处。

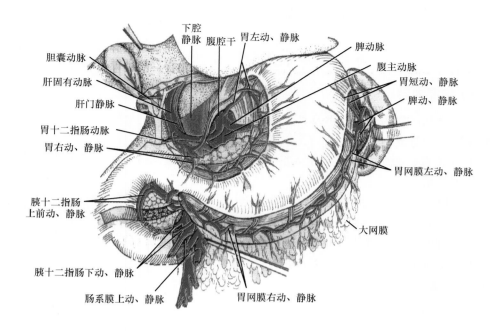

图 6-14　胃的血管（前面观）

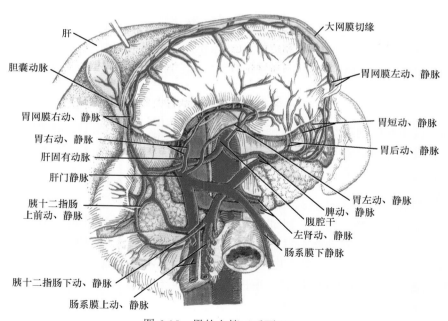

图 6-15　胃的血管（后面观）

（3）**迷走神经**。在贲门附近找出迷走神经前干、后干。沿胃小弯追踪前干，寻认其发出的胃前支、肝支；追踪肝支至肝门，追踪胃前支至角切迹附近，辨认鸦爪形分支。在贲门右后方寻找迷走神经后干，解剖观察胃后支、腹腔支（图 6-16）。

（4）**胃左、右淋巴结**。沿同名血管分布，观察后去除。

2. 解剖胃大弯侧的血管、淋巴　在胃大弯侧观察行于大网膜 1、2 层之间的胃网膜左、右动静脉主干，距胃大弯中份下方约 1cm 处，横向切开大网膜前两层形成的胃结肠韧带，注意保护好血管主干。向右游离胃网膜右动脉，直至十二指肠上部下缘（稍后确认其起始处）。向左游离胃网膜左动脉直至近脾门处，可见其起自脾动脉。

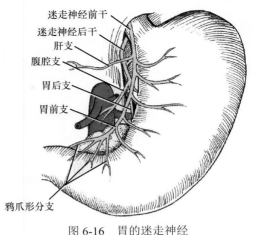

图 6-16 胃的迷走神经

辨认沿胃网膜左、右血管排列的胃网膜左、右淋巴结，同时观察幽门上、下淋巴结，脾门淋巴结。联系胃小弯侧的胃左、右淋巴结，对胃的淋巴引流作系统总结（图 6-17）。

3. 胃短血管 在脾门与胃底之间的胃脾韧带内分离寻找胃短血管，注意其分支数目、分布情况，观察后加以记录：胃短动脉自胃脾韧带内向胃底及胃后壁走行，有 3～5 支不等。

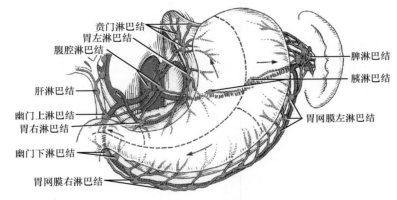

图 6-17 胃的淋巴

（二）解剖腹腔干的三大分支、腹腔淋巴结、脾静脉

腹腔干的三大分支是：胃左动脉、肝总动脉、脾动脉。周围为腹腔淋巴结。

1. 解剖腹腔干的三大分支起端 在膈的主动脉裂孔稍下方，找到发自腹主动脉前壁的腹腔干。腹腔干为一短干，随即向三个不同方向发出三大分支。行向左前贲门处为胃左动脉；行向右上为肝总动脉；在胰腺上缘深面横行向左行向脾门为粗大的脾动脉（图 6-18）。

2. 解剖脾动脉 分离追踪脾动脉。将胰腺上缘轻轻翻起，在其深面向左剖露形态弯曲的脾动脉主干，注意寻认脾动脉发出的若干胰支，至胰。可见脾动脉主干进入脾门之前，分别发出胃网膜左动脉（1 支）和胃短动脉（多支）；胃网膜左动脉沿胃大弯自左向右行，与胃网膜右动脉吻合形成胃大弯动脉弓（前已找出观察）。

3. 解剖脾静脉 自胰腺深面，沿脾动脉向下分离，在脾动脉下方找出位于胰腺深面靠下的脾静脉。可观察到脾动脉与脾静脉主干间距的变化：右侧端间距较宽，左侧端则相互贴行。向右追踪脾静脉至其与肠系膜上静脉汇合处，汇合点位于胰颈深面。汇合夹角处（可偏左侧或偏右侧）有肠系膜下静脉汇入。

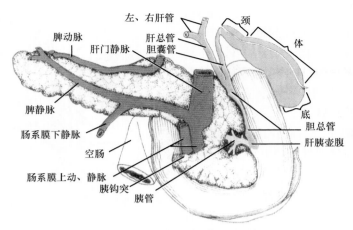

图 6-18　胰及其周围结构（后面观）

（三）解剖肝总动脉分支、肝十二指肠韧带、肝外胆道

位于肝门与十二指肠上部之间的小网膜即为肝十二指肠韧带。扪摸肝十二指肠韧带内的结构，判断韧带内走行的三大结构及其位置关系。用尖镊提起韧带前层（腹膜），向肝门方向纵向切开，分离韧带内的三大结构：右前方为胆总管、左前方为肝固有动脉、两者之间的后方为肝门静脉（图 6-19）。

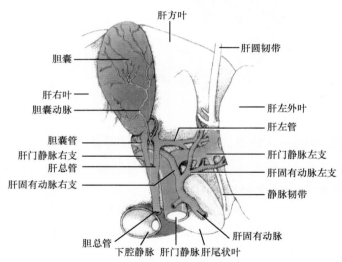

图 6-19　肝门、肝蒂及对应结构图（将肝下缘向上翻起）

1. 肝总动脉及其分支

（1）**胃十二指肠动脉**。修洁肝总动脉主干，在靠近十二指肠上部分为胃十二指肠动脉、肝固有动脉。胃十二指肠动脉在十二指肠上部深面分出胃网膜右动脉（在胃大弯侧加以验证）、胰十二指肠上动脉。胰十二指肠上动脉在胰腺上缘分为胰十二指肠上前、上后动脉两支。

（2）**肝固有动脉**。向肝门方向追踪肝固有动脉主干，观察其发出肝左支和肝右支的位置；寻找胆囊动脉，观察其起点与走行，与胆囊三角的位置关系。验证胃右动脉起点。

2. 肝外胆道 在肝十二指肠韧带右侧前方游离胆总管，向上分离胆囊管、肝总管，辨认其间的胆囊三角（Calot 三角）；观察胆囊动脉与胆囊三角的位置关系（图 6-20）。向下追踪胆总管至十二指肠上部后方。理解胆总管的分部、开口（可另在离体十二指肠、胰腺标本上解剖观察）。

观察胆囊的形态、位置、分部及其与肝脏面连接情况。胆囊分位底、体、颈、管四部，在胆囊窝借结缔组织与肝紧密相连。

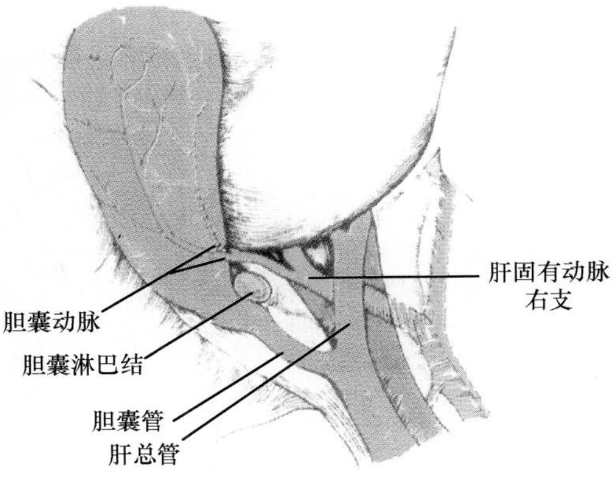

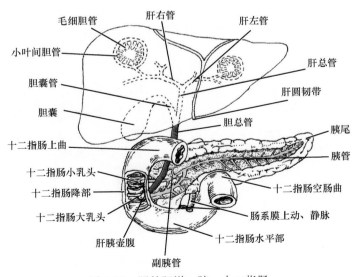

胆囊动脉
胆囊淋巴结
胆囊管
肝总管
肝固有动脉右支

图 6-20 胆囊三角

（四）肝门静脉及其属支

在胰颈后面，脾静脉与肠系膜上静脉汇合成肝门静脉。向右上追踪肝门静脉主干，至肝门处分出左、右支为止。观察其属支：胃左静脉、胃右静脉、胆囊静脉、附脐静脉。

（五）十二指肠

观察十二指肠的四大分部：上部、降部、水平部、升部。上部靠幽门端略膨大，称十二指肠球；在胰头与十二指肠降部之间追踪胆总管，与胰管汇合成肝胰壶腹，可切开十二指肠降部确认十二指肠大乳头的位置，可见其位于降部中下段后内侧壁内面；在十二指肠空肠曲靠右上为十二指肠悬韧带（Treitz 韧带），被腹膜覆盖形成十二指场上襞（前已观察）（图 6-21）。

毛细胆管
肝右管
肝左管
小叶间胆管
肝总管
胆囊管
肝圆韧带
胆囊
胆总管
十二指肠上曲
胰尾
十二指肠小乳头
胰管
十二指肠降部
十二指肠空肠曲
十二指肠大乳头
肠系膜上动、静脉
肝胰壶腹
十二指肠水平部
副胰管

图 6-21 肝外胆道、胰、十二指肠

解剖十二指肠的血管。发自胃十二指肠动脉的胰十二指肠上动脉，进入胰腺时分为胰十二指肠上前、上后动脉，与发自肠系膜上动脉的胰十二指肠下前、下后动脉分别吻合（图 6-22）。

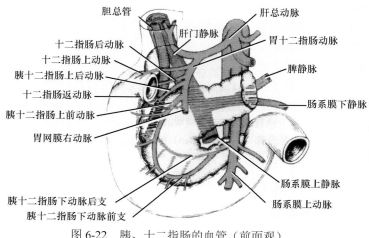

图 6-22　胰、十二指肠的血管（前面观）

（六）胰、脾

1. 胰　胰为腹膜外位器官，在解剖分离脾动脉、脾静脉、肝门静脉起始部时已经将胰表面的腹膜切开，胰已经基本暴露，观察其四个分部：头、颈、体、尾；观察其毗邻结构，可形象地描述为："头枕十二指肠、尾巴翘到脾门上；以腹后壁为床，胃后壁为屏障"（图 6-23）。

2. 脾　脾为腹膜内位器官。解剖脾动脉、脾静脉至脾门，可见动脉分支较多，入脾位置分散、跨度较大，给脾脏切除术带来一定难度，注意结合临床应用加以掌握。

观察脾的外形，可见其上缘近前端有脾切迹。部分脾标本可能出现肿大，留意观察。理解原位脾的位置：位于左季肋区，9～11 肋之间，长轴与第 10 肋一致。

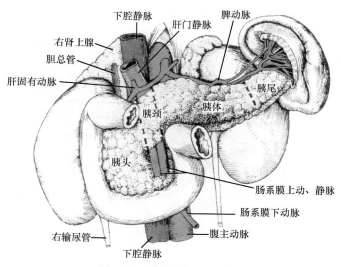

图 6-23　胰的分部、毗邻

四、特别提示

1. 注意结肠上区的操作先后顺序，在胃小弯侧寻找胃左右血管时，密切注意伴行的迷走神经及其分支，因较细小，容易破坏。

2.胆囊动脉起点可以是肝总动脉、肝固有动脉、肝固有动脉右支等，高低有所不同，与胆囊三角之间的位置关系多变。

3.暴露胰腺时需细心操作，容易破坏结构。

4.肠系膜下静脉自腹后壁上行于十二指肠空肠曲左侧，汇入点可以是肠系膜上动脉、肠系膜上静脉与脾静脉夹角处、肠系膜上静脉，注意观察并记录。

五、复习思考题

1.联系胃大部切除术时的血管结扎，简述胃的动脉血管、来源及其走行。

2.什么是胆囊三角？胆囊切除术时，如何寻找并结扎胆囊动脉？

3.对结肠上区所有结构（器官、血管、神经、淋巴等），作立体式整体空间图形构想，然后画一幅简图。

（谢兴国）

第四节 结肠下区

一、教学目标

（一）掌握内容

1.空回肠的位置、形态及两者之间的区别。

2.大肠的组成分部；盲肠、结肠共有的三大特征。

3.阑尾的位置、形态；阑尾系膜；阑尾血管的结扎部位；手术中阑尾的寻找方法。

4.肠系膜上动脉的分支、分布。

5.肠系膜下动脉的分支、分布。

（二）了解内容

小肠、大肠的淋巴引流。

二、解剖导图

①观察结肠下区的原位结构—②肠系膜上动脉主干及其分支：空回肠动脉、回结肠动脉（发出阑尾动脉）、右结肠动脉、中结肠动脉、胰十二指肠下动脉—③肠系膜下动脉主干及其分支：左结肠动脉、乙状结肠动脉、直肠上动脉。

三、解剖操作

结肠下区的脏器主要有空回肠、盲肠、阑尾、结肠；血管有肠系膜上、下动静脉及其分支；淋巴有肠系膜上下淋巴结。

（一）原位观察小肠、大肠

小肠包括十二指肠、空肠、回肠。空回肠占据了腹腔中央大部，有规律地盘曲在结肠围成的方形区域内，借小肠系膜连于腹后壁。空肠位于左上腹，约占空回肠的2/5；回肠位于右下腹,约占 3/5。两者之间并无明显界限;空肠吸收能力强于回肠,回肠防御能力强于空肠,借此理解两者之间形态上的区别。

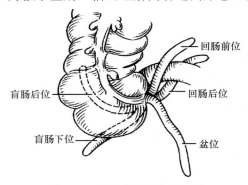

大肠包括盲肠、阑尾、结肠、直肠、肛管。盲肠和结肠共同具有三大特征:结肠带、结肠袋、肠脂垂。三条结肠带在阑尾根部集中。盲肠与升结肠之间无明显界限。盲肠后内侧壁与阑尾相连,观察原位阑尾(若拉起观察后,应放回原位),理解其位置可能出现的各种变化(图6-24)。回肠在阑尾上方汇入盲肠,汇入处盲肠肠腔内面为回盲瓣(暂不切开观察)。结肠分为升结肠、横结肠、降结肠和乙状结肠四部。升结肠和降结肠属于腹膜间位器官。横结肠和乙状结肠属于腹膜

图 6-24 阑尾的不同位置类型

内位器官,由系膜固定,活动度大,系膜的形态个体差异较大。

(二)解剖肠系膜上动脉及其分支

将横结肠及大网膜翻向上方、将空回肠翻向左侧。左手示指自十二指肠下曲,紧贴水平部前面由右向左横向扪摸,水平部前面、腹膜深面即为纵向走行的肠系膜上动静脉主干。在小肠系膜根中分离显露肠系膜上动静脉主干;依次解剖观察肠系膜上动脉起始处,寻认分支:胰十二指肠下动脉、空回肠动脉、回结肠动脉、阑尾动脉、右结肠动脉和中结肠动脉(同名伴行静脉不再作描述)(图6-25)。

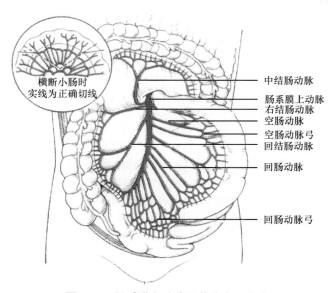

图 6-25 肠系膜上动脉及其分支、分布

1. 肠系膜上动脉主干 在胰腺下缘深面、十二指肠水平部前面,游离修洁肠系膜上动脉主干,可见其在胰腺深面约第二腰椎平面起于腹主动脉前壁。用尖镊顺着动脉主干向下剔除表面的腹膜,直至临近回盲部为止。

2. 空回肠动脉 在肠系膜主干左缘由上向下,对向肠管方向剔除腹膜,显露若干条

大致呈扇形走向的空回肠动脉（小肠动脉）。拉伸空回肠，对光观察系膜内的空回肠动脉的分支情况（12～18条）、血管弓级数（空肠1～2级、回肠3～4级）、直血管密度及长度。

3. 回结肠动脉 在肠系膜上动脉右侧缘，对向回肠汇入盲肠的方向，找出斜向右下走行的回结肠动脉主干，观察其分支。在回肠末端上缘寻找其发出的阑尾动脉。经回肠深面向下追踪阑尾动脉。用尖镊夹住阑尾尖部，将其轻轻拉直，以完整显露阑尾系膜。在系膜游离缘内观察阑尾血管主干。对光即可观察，不必剔除包裹血管的系膜。

4. 右结肠动脉 在回结肠动脉起点稍上方，找到朝向升结肠走行的右结肠动脉主干，发出升支、降支与邻近动脉分支吻合。

5. 中结肠动脉 在右结肠动脉起点稍上方（两者可共干），向右上找出朝向横结肠走行的中结肠动脉，向左、右发出分支与相邻分支吻合。

6. 胰十二指肠下动脉 在胰下缘深面，从肠系膜上动脉主干右侧向上，仔细寻找较细小的胰十二指肠下动脉，主干较短，随即发出胰十二指肠下前、下后动脉。

以上血管解剖结束后，再作整体观察，总结动脉分支、走行与命名规律。

（三）解剖肠系膜下动脉及其分支

将空回肠翻向右侧，在腹后壁、腹主动脉左下，约平第三腰椎平面，隔腹膜可见一斜行条索状隆起，内隐肠系膜下动脉主干。顺主干剪开（或挑开）腹膜，即可显露肠系膜下动脉主干。注意肠系膜下静脉并未与动脉伴行，顺着小肠系膜根左侧深面的腹膜内显露该静脉，追踪至其汇入处（汇入点见肝门静脉部分的描述）。在肠系膜下动脉主干左侧缘分离显露其分支：左结肠动脉、乙状结肠动脉（2～4支不等）、直肠上动脉（图6-26）。

1. 左结肠动脉 左结肠动脉为一短干，随即分为升支、降支，与邻近血管吻合成弓。

2. 乙状结肠动脉 在左髂嵴以下，逐一分离显露行于乙状结肠系膜内的乙状结肠动脉，2～4支不等。

3. 直肠上动脉 肠系膜下动脉主干向下直接延续为直肠上动脉，找出主干即可。

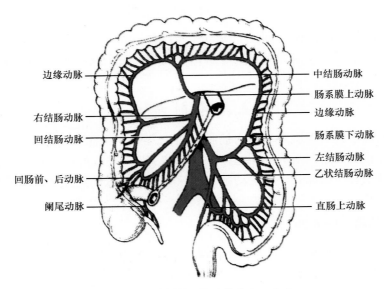

图 6-26 肠系膜下动脉及其分支、分布

四、特别提示

左、中、右结肠动脉起点、分支、走行、支数等变异较多，可在多个标本中观察对照。三者分支吻合成边缘动脉弓，再从弓的凸侧缘发出前、后支至肠管。

五、复习思考题

1. 常见的阑尾位置变异有哪些？手术中如何寻找阑尾，如何辨认并结扎阑尾动脉？
2. 结肠的动脉分布、来源有何特点？

第五节　腹膜后隙

一、教学目标

（一）掌握内容

1. 肾的位置、毗邻；出入肾门的结构及其位置关系；肾的被膜。
2. 输尿管的走行、毗邻；三个狭窄；与生殖腺血管、髂血管的交叉关系。
3. 腹主动脉及其分支；下腔静脉及其属支。
4. 肾上腺上、中、下动脉的起点。
5. 腰丛的分支、分布。

（二）了解内容

1. 腹膜后隙的位置与内容。
2. 肾上腺的位置、被膜。
3. 腹后壁的肌肉配布、内脏神经。
4. 肾血管的类型与变异。

二、解剖导图

①参照教材理解腹膜后间隙的周界、内容—②解剖肾—③解剖肾上腺及其血管—④解剖腹主动脉主干及其分支—⑤解剖下腔静脉主干及其属支—⑥解剖腹膜后间隙的神经。

三、解剖操作

腹膜后隙位于腹后壁腹膜与腹内筋膜之间。去除腹后壁的腹膜，可观察到该间隙上位于膈下，经腰肋三角与后纵隔相通；下达骨盆上口，与盆腔腹膜后间隙相续。内有肾上腺、肾、输尿管（腹部）、腹主动脉、下腔静脉、腰丛及其分支、内脏神经及淋巴等结构（图6-27）。

（一）解剖肾（图6-28）

1. 解剖肾的三层被膜　肾表面的三层被膜由浅入深依次为：肾筋膜、脂肪囊、纤维囊。

（1）肾筋膜。在肾的前面用尖镊提起肾前筋膜，纵向切开，分别向上下和两侧翻开，观察其分离与结合情况，上与肾上腺的筋膜相延续。

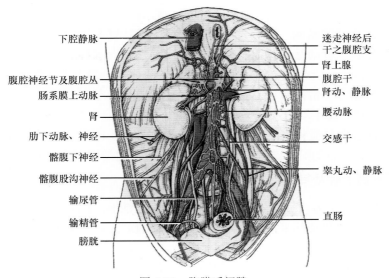

图 6-27 腹膜后间隙

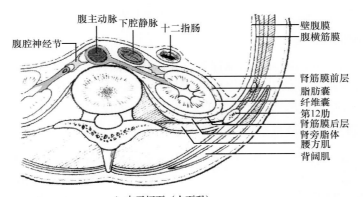

A. 水平切面（上面观）

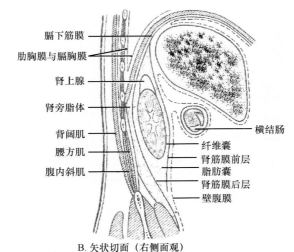

B. 矢状切面（右侧面观）

图 6-28 肾的位置、被膜、毗邻

（2）脂肪囊。位于肾筋膜深面，在肾周围各部厚薄不均，后部较厚。

（3）纤维囊。紧贴肾实质外表面，即肾的外膜，致密。

2. 解剖出入肾门的结构 肾门位于肾内侧缘。修洁肾蒂周围的结缔组织，显露肾蒂内的结构：肾静脉、肾动脉、肾盂。可观察到三者之间有多种类型的位置关系，分支、属支的数目也不恒定，较为恒定的是肾盂位于三者的最后、最下方。观察后加以记录。

由于下腔静脉主干偏向脊柱右侧，故右肾静脉明显短于左肾静脉。游离肾动脉时，注意上缘发出的肾上腺下动脉；游离左肾静脉时，注意下缘有左生殖腺静脉汇入。

3. 观察肾的位置与毗邻 左右肾位置高低不同，与第 12 肋之间的位置关系有差异；两肾上方、后方、下方的毗邻结构相似；两肾前面毗邻的结构完全不同。

（二）解剖肾上腺及其血管

肾上腺紧贴肾的上方，左侧呈半月形，右侧呈三棱锥形，表面的筋膜与肾筋膜相延续。寻认肾上腺的三对动脉及其来源。观察肾上腺静脉的汇入，左侧汇入肾静脉。右侧汇入上腔静脉。

1. 肾上腺上动脉 起于膈下动脉，细小，自肾上腺内上方进入。

2. 肾上腺中动脉 在肾动脉的稍上方，起于腹主动脉，自肾上腺内侧进入。

3. 肾上腺下动脉 起于肾动脉主干上缘，自肾上腺下方进入。

（三）解剖输尿管

自肾门肾盂向下分别追踪左右输尿管，在腰大肌前外侧，输尿管前方有腹膜包被的生殖腺血管斜行跨越（注意男女性之间的差异）。联系临床理解输尿管手术时应注意的细节。追踪输尿管时，留意观察输尿管的血供及其不同的来源。

（四）解剖腹主动脉及其分支

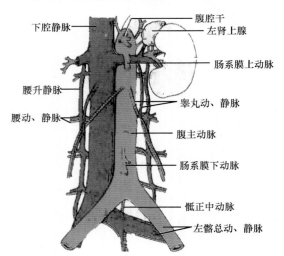

图 6-29 腹主动脉、下腔静脉

将腹腔脏器推向右侧，完全暴露腹后壁中份，观察位于脊柱前方（略偏向左侧）、下腔静脉的左侧的腹主动脉（两者并列而行），下腔静脉腔大壁薄，腹主动脉管壁较厚。从上向下分别解剖尚未观察的脏支、壁支（图 6-29）。

1. 生殖腺动脉 在肾动脉起点稍下方，找出发自腹主动脉前壁的生殖腺动脉，向下追踪。男性的睾丸动脉与静脉伴行穿腹股沟管深环，走行于精索内。女性的卵巢动脉伴行静脉行于卵巢悬韧带内，从卵巢上端到达卵巢、输卵管。

2. 膈下动脉 临近主动脉裂孔处起于腹主动脉，由于起点位置高而深，寻找较为困难。

3. 腰动脉 一般为四对，起自腹主动脉主干的后外侧壁，分别分布于左右侧腰部。

4. 左、右髂总动脉 约平第四腰椎下缘平面，腹主动脉主干分为左、有髂总动脉。注意观察两者之间的夹角及髂总动脉的形态。

5. 骶正中动脉　骶正中动脉起于左右髂总动脉分叉处下方，在骶骨前面下行，可缺如。

（五）解剖下腔静脉及其属支

左右髂总静脉约在第五腰椎平面汇合而成下腔静脉，向上行于腹主动脉主干右侧，位居脊柱右侧，故左肾静脉长于右肾静脉。属支主要有：肝静脉（左中右三条，不用解剖）、右肾上腺静脉、左右肾静脉、右生殖腺静脉、腰静脉等。

（六）解剖腹膜后隙的神经

腹膜后隙的神经丰富，主要有腹腔丛（腹腔神经节）、主动脉肾节、肠系膜上节、肠系膜下节、内脏大小神经、腰交感干、腰丛及其分支。重点解剖观察腰丛及其分支（图6-30）。

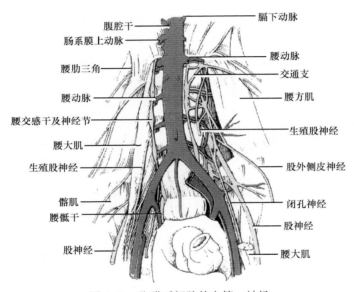

图 6-30　腹膜后间隙的血管、神经

1. 腰交感干　在脊柱腰段与腰大肌之间，分别找出左右腰交感干。由3～4个椎旁节借节间支连接而成。观察其节后纤维分布情况。

2. 腰丛及其分支　腰丛由第12胸神经部分前支、1～3腰神经全部、第4腰神经部分前支组成，位居腰大肌上份深面，上下跨度大，只需在腰大肌外侧缘、前面肌下分内侧缘解剖即可。不必破坏肾、腰大肌等结构的位置。

去除腰大肌及髂窝表面及周围的腹膜、腹膜外脂肪层，逐一寻认以下神经。

（1）髂腹下神经、髂腹股沟神经：在腹后壁上方扪摸第12肋，在其下缘的肋沟内找出肋下神经，观察与肾之间的关系。在肋下神经下方、腰大肌外侧缘、髂嵴上方找到两条平行走行的神经（可共干），即为髂腹下神经、髂腹股沟神经。追踪观察穿入腹壁肌的情况。

（2）股外侧皮神经：在髂嵴稍上方、腰大肌外侧缘，斜向外下进入髂窝，跨越髂肌，在髂前上棘稍下方穿腹壁进入下肢上份外侧。可以有1～2支。

（3）股神经：是腰丛最粗大的分支。在腰大肌下份与髂肌之间的外侧缘，将腰大肌推向内侧，即可找到粗大的股神经。可观察到其穿腹股沟韧带深面进入股三角。

（4）生殖股神经：在腰大肌中上份前面，穿肌而出，较细小，贴于腰大肌前面直行向下，发出生殖支和股支两终支。

（5）闭孔神经：将手指自腰大肌内侧缘与髂外血管之间探入，在髂外血管的深面靠下，可分离出紧贴盆腔侧壁下行的闭孔神经，观察其伴行的同名血管。理解其支配范围。

四、特 别 提 示

1. 左、右生殖腺静脉及左、右肾上腺静脉的汇入点不同。

2. 肾动脉主干可以是 1～2 条，肾静脉主干也可出现 2 条的情况。动脉与静脉之间并无绝对的位置关系。肾动脉及其分支可多达 5 支，上、下极动脉不经过肾门进入肾。肾静脉的属支也可有很多变异。临床上应引起注意。

3. 腰丛的分支辨认方法：髂腹下神经和髂腹股沟神经不进入髂窝；腰大肌外侧缘、前面、内侧缘均有神经走行，注意规律。

4. 生殖腺血管、髂血管与输尿管之间的交叉关系，有多种情况，注意观察总结。

五、复习思考题

1. 描述肾的位置、毗邻。
2. 简述腰丛的位置、分支、分布。

（邓世山）

第七章　盆部和会阴

第一节　盆　　部

一、教　学　目　标

（一）掌握内容

1. 盆腔脏器的配布。

2. 膀胱的位置和毗邻。

3. 输尿管盆部的毗邻。

4. 前列腺的位置和毗邻。

5. 卵巢的位置和固定装置。

6. 输卵管的分部和各部特点。

7. 子宫的毗邻、固定装置和动脉供应。

8. 阴道后穹的毗邻。

9. 直肠的毗邻和动脉供应。

10. 盆膈的组成。

（二）了解内容

1. 盆部主要骨性体表标志的确认。

2. 盆部肌的配布。

3. 盆部筋膜的配布、筋膜间隙的名称、位置、内容和临床意义。

二、解　剖　导　图

　　①观察骨盆—②观察盆壁肌—③观察盆膈—④观察盆筋膜间隙—⑤观察盆腔脏器与腹膜的配布—⑥观察男性盆腔脏器—⑦观察女性盆腔脏器—⑧观察盆部的主要血管和神经。

三、解　剖　操　作

　　本次实习采用观察相关标本与模型的方法进行学习。

　　1. 观察骨盆　在显示韧带的骨盆标本上，识别大、小骨盆间的**界线**，由后向前依次为骶岬、弓状线、耻骨梳、耻骨结节和耻骨联合上缘。观察小骨盆**下口**的围成，由前向后依次为耻骨联合下缘、耻骨下支、坐骨支、坐骨结节、骶结节韧带和尾骨尖。识别闭孔膜及闭孔膜上缘与闭孔沟围成的**闭膜管**。

　　2. 观察盆壁肌和盆底肌　在骨盆标本或模型上，观察盆壁的闭孔内肌和经坐骨大孔穿出的梨状肌（图 7-1）。

　　3. 观察盆膈　盆膈由肛提肌、尾骨肌和盆膈上、下筋膜组成（图 7-1）。

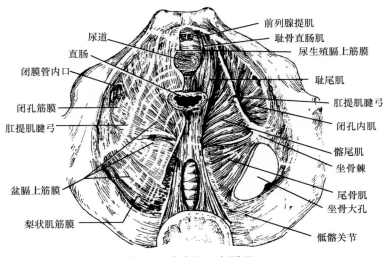

图 7-1 盆底肌（上面观）

（1）肛提肌。肛提肌起自**肛提肌腱弓**（耻骨内侧面与坐骨棘之间的盆筋膜腱弓），止于**会阴中心腱**、尾骨和肛尾韧带，观察肛提肌的纤维束与男性前列腺、女性阴道、直肠和尾骨的关系（其中耻骨直肠肌束形成"U"形袢，参与构成肛直肠环）。

（2）尾骨肌。尾骨肌起自坐骨棘，止于骶骨与尾骨的侧缘，其前下缘为肛提肌，后上缘为梨状肌。

（3）盆膈筋膜。观察其前端，由**盆筋膜腱弓**分为盆膈上、下筋膜覆盖于肛提肌和尾骨肌的上面与下面；**盆膈上筋膜**转折、包裹盆腔内脏器形成筋膜鞘、筋膜膈和韧带，向后延续为梨状肌筋膜和**骶前筋膜**，**盆膈下筋膜**向后延续为肛门外括约肌筋膜。

4. 观察盆筋膜间隙（图 7-2）

（1）耻骨后隙。位于耻骨联合与膀胱之间，理解此间隙的交通及临床意义。

（2）骶前间隙。位于直肠筋膜与骶前筋膜之间，观察此间隙内的骶丛、奇神经节、直肠上血管，理解此间隙与腹膜后隙的交通和临床意义。

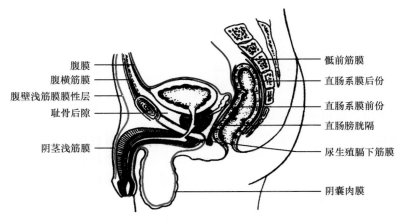

图 7-2 男性盆部筋膜与筋膜间隙示意图

5. 观察盆腔脏器与腹膜的配布 利用男性、女性带腹膜和去掉腹膜的盆腔正中矢状切面标本，观察盆腔脏器与腹膜的配布。

1）盆腔脏器的配布　观察盆腔脏器的排列关系，由前向后依次为：**泌尿系统**的膀胱、尿道，**生殖系统**的前列腺、精囊、输精管（男性）或子宫、阴道、卵巢和输卵管（女性），**消化系统**的乙状结肠、直肠等。

2）腹膜的配布　腹膜由前外侧的壁腹膜延伸至盆腔，覆盖盆腔脏器，向后延续为盆后壁与腹后壁的壁腹膜，注意观察腹膜与盆腔不同脏器的包被关系。腹膜转折形成的结构有：乙状结肠系膜、直肠膀胱陷凹、直肠子宫陷凹、直肠子宫襞和子宫阔韧带的腹膜皱襞。

6. 观察男性盆腔脏器（图 7-3）

（1）膀胱。位于盆腔前部，观察膀胱的尖、体、底、颈四部。膀胱前方邻耻骨后隙，膀胱底后方上部隔直肠膀胱陷凹与直肠相邻，后方下部与精囊、输精管和输尿管盆部相邻，膀胱颈下方为前列腺。经耻骨后隙进行膀胱及毗邻器官与结构的手术，可避免伤及腹膜。

（2）前列腺。位于膀胱颈与尿生殖膈之间，观察前列腺的形态，呈倒置栗形，底朝上，邻膀胱颈，尖朝下，邻尿生殖膈上面，后方隔直肠膀胱隔邻直肠，其内有尿道前列腺部穿过，并有射精管开口于尿道前列腺部。

（3）直肠和肛管。观察分隔直肠和肛管的盆膈，直肠与膀胱之间的直肠的骶曲和会阴曲。观察直肠前方的毗邻，借直肠膀胱陷凹和直肠膀胱隔，与膀胱底、精囊、输精管壶腹、输尿管盆部和前列腺相邻，后方邻骶前间隙，直肠两侧有直肠上动脉的分支。注意观察腹膜覆盖直肠不同位置的转折移行关系。

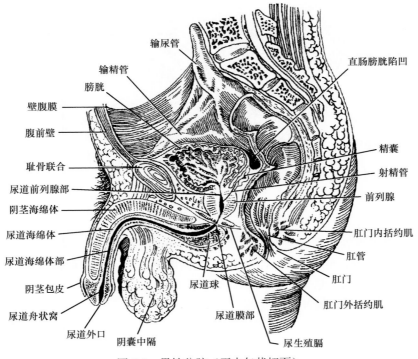

图 7-3　男性盆腔（正中矢状切面）

7. 观察女性盆腔脏器（图 7-4）

（1）膀胱。观察膀胱后方借膀胱子宫陷凹邻子宫，经耻骨后隙进行子宫手术，可避免伤及腹膜。

（2）子宫、输卵管和卵巢。子宫位于盆腔中央，在腹膜完整的盆腔标本上，观察子宫的形态，呈倒置梨形，分为底、体、峡、颈四部，呈前倾前屈位，其前方邻膀胱，后方借直肠子宫陷凹与直肠相邻，子宫颈向下突入阴道，形成阴道穹，经阴道后穹穿刺可进入直肠子宫陷凹，子宫颈的下端位于坐骨棘平面稍上方。腹膜覆盖于子宫上面，向两侧延伸至盆腔侧壁构成**子宫阔韧带**，在其上缘包裹输卵管（观察输卵管的分部和各部特点），后层包裹卵巢，形成卵巢悬韧带，其内含有卵巢血管。观察子宫阔韧带内侧上端有输卵管、**子宫圆韧带**和卵巢固有韧带与子宫角相连，子宫阔韧带内侧基底部有子宫动脉、**子宫主韧带**和**子宫骶韧带**。

（3）直肠和肛管。观察直肠前方的毗邻，借直肠子宫陷凹和直肠阴道隔与子宫颈和阴道相邻。

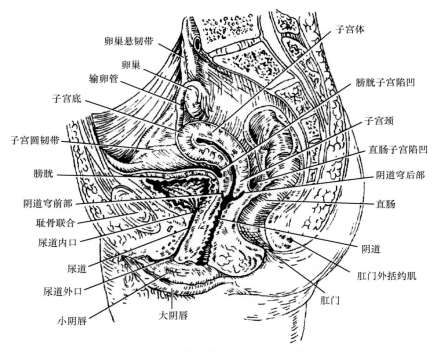

图 7-4　女性盆腔（正中矢状切面）

（4）输尿管（图 7-5）。观察输尿管跨越髂血管的前方至盆腔，在子宫阔韧带基底部，子宫颈外侧约 2cm 处，经子宫动脉的后下方，向前至膀胱底，注意输尿管与子宫动脉的位置关系，并理解其临床意义。

8. 观察盆部的主要血管和神经（图 7-6）

（1）膀胱的动脉。观察自脐动脉近侧段发出的 2～3 条膀胱上动脉，自髂内动脉发出的膀胱下动脉。

（2）子宫的动脉。观察自髂内动脉发出的子宫动脉，跨越输尿管的前上方，向内至子宫颈侧缘。

（3）直肠的动脉。观察肠系膜下动脉末端延续的直肠上动脉，自髂内动脉发出的直肠下动脉，以及骶正中动脉发出的下支至直肠后壁。

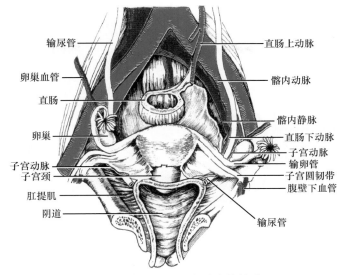

图 7-5　输尿管与子宫动脉的关系

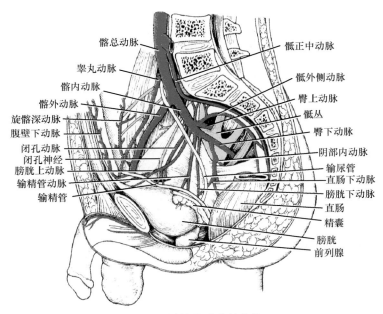

图 7-6　男性盆腔内的血管

（4）盆部的神经。观察腰大肌内侧深面的骶丛及出盆腔的位置，腰大肌与骶丛之间的闭孔神经经闭膜管出盆腔。在骶丛的内侧，左右两侧的骶交感干合为奇神经节（图 7-7）。

四、特别提示

1. 盆膈的形态结构先借助模型理解，再结合盆部标本观察。

2. 盆部的筋膜、腹膜和脏器的包被移形关系较复杂，形成的结构较多，应从整体去理解和观察。

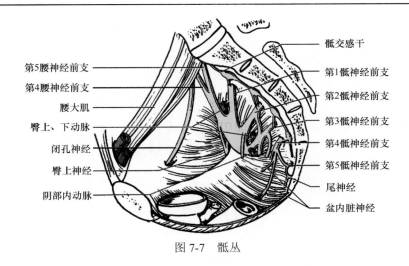

图 7-7　骶丛

五、复习思考题

1. 临床子宫切除术能否选择耻骨后隙为手术入路？术中如何寻找子宫动脉？结扎子宫动脉时应注意什么问题？

2. 直肠指检时向前能触及哪些器官与结构？

（胡光强）

第二节　会　阴

一、教学目标

（一）掌握内容

1. 会阴的概念与分区。

2. 尿生殖三角的层次和结构。

3. 尿生殖膈、盆膈、会阴浅隙、会阴深隙。

4. 精索、阴囊的层次及与腹膜的关系。

5. 阴茎的结构。

6. 坐骨肛门窝的位置和结构。

7. 会阴中心腱。

（二）了解内容

1. 女性外生殖器。

2. 男性尿道。

二、解剖导图

①皮肤切口，翻开皮瓣—②解剖肛区—③解剖阴囊—④解剖尿生殖区—⑤观察会阴中心腱。

三、解　剖　操　作

（一）皮肤切口，翻开皮瓣

1. 会阴正中切口　自尾骨尖，沿会阴正中线，绕过肛门和阴囊（小阴唇）至耻骨联合下缘作纵行切口。

2. 会阴侧切口　切口呈"<"形，自尾骨尖向外侧至坐骨结节，再折向耻骨联合前缘。

3. 将皮肤翻向耻骨联合的前面（若已经完成下肢解剖，则直接去掉皮肤）。

（二）解剖肛区

1. 解剖坐骨肛门窝（图 7-8）

（1）显露肛区的周界。清除此区皮肤，修洁骶结节韧带上的臀大肌。

（2）解剖坐骨肛门窝。清除肛门周围的脂肪组织，注意勿伤及行经坐骨肛门窝外侧壁的阴部内血管和阴部神经。结合模型观察坐骨肛门窝的境界：前界为会阴浅横肌；后界为尾骨；内侧壁为肛门外括约肌和肛提肌；外侧壁为坐骨结节。

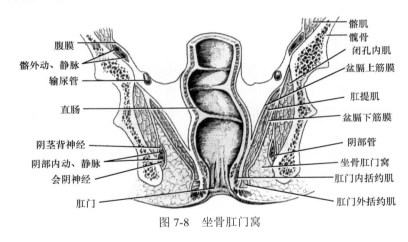

图 7-8　坐骨肛门窝

2. 解剖肛门外括约肌　修洁肛门周围的肌（保留窝前界会阴浅横肌会阴深横肌后面的筋膜），辨认肛门外括约肌的皮下部、浅部和深部。

3. 解剖阴部内血管和阴部神经　在坐骨结节内侧 3～4cm 处，坐骨肛门窝外侧壁内侧，解剖由闭孔筋膜形成的阴部管，显露阴部管内的阴部内血管和阴部神经，并追踪至坐骨小孔处（可剪断骶结节韧带）。

4. 观察坐骨肛门窝　观察盆膈下筋膜，观察窝的外侧壁及阴部内血管和阴部神经，坐骨肛门窝向前延伸至尿生殖膈上方，向后伸入臀大肌深面至骶结节韧带。

（三）解剖阴茎、阴囊和精索（图 7-9）

1. 皮肤切口　经阴囊中线纵向切开皮肤。

2. 观察肉膜　肉膜是阴囊的浅筋膜，观察其与腹前外侧壁浅筋膜深层（Scarpa 筋膜）及尿生殖区的会阴浅筋膜（Colles 筋膜）的连续关系。

3. 依次切开并观察肉膜深面层次　由浅入深依次为精索外筋膜、提睾肌、精索内筋膜和睾丸鞘膜。

4.阴茎的结构可以结合离体的标本观察。

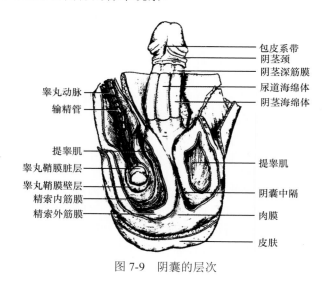

图 7-9 阴囊的层次

（四）解剖尿生殖区

1. 皮肤　清除会阴区皮肤和皮下脂肪，显露会阴浅筋膜。

2. 观察会阴浅筋膜　在筋膜矢状切口深面探查，会阴浅筋膜（Colles 筋膜）向后至尿生殖区后缘与盆膈下筋膜延续，向前与肉膜和腹前外侧壁浅筋膜深层（Scarpa 筋膜）延续。

3. 探查会阴浅隙　在尿生殖区后缘切开会阴浅筋膜，向外侧分开筋膜，在坐骨结节内侧，修洁阴部内血管和阴部神经发出的会阴血管和神经的分支。清除浅隙内的结缔组织，显露坐骨海绵体肌、球海绵体肌、会阴浅横肌以及肌深面的阴茎（阴蒂）脚和尿道球（前庭球）。观察尿生殖区后缘中点的会阴中心腱。

4. 显露尿生殖膈下筋膜　切断并移除会阴浅隙内的结构，显露尿生殖膈下筋膜。

5. 探查会阴深隙　沿尿生殖膈下筋膜的后缘和前缘切开筋膜，翻向外侧，修洁后部的会阴深横肌和前部的尿道括约肌（女性的尿道阴道括约肌）。

6. 显露尿生殖膈上筋膜　切除部分尿道括约肌（女性的尿道阴道括约肌）纤维，显露深面的尿生殖膈上筋膜。

（五）理解观察会阴中心腱

男性会阴中心腱位于肛门与阴囊根部之间，女性会阴中心腱位于肛门与阴道前庭后端之间。观察附着于腱上的肌：肛门外括约肌、肛提肌、会阴浅横肌、球海绵体肌、会阴深横肌、尿道阴道括约肌（尿道括约肌）。

四、特别提示

1. 会阴浅隙的探查，可结合腹部浅层解剖操作进行观察。

2. 清除坐骨肛门窝脂肪时，注意勿破坏阴部管结构，肛门外括约肌的解剖可结合盆部冠状断面标本进行观察。

五、复习思考题

1. 男性尿道球部损伤，尿液可能渗漏至哪些部位？
2. 简述坐骨肛门窝的位置、内容、特点和临床意义。
3. 睾丸鞘膜积液手术，由浅入深依次要切开哪些层次？

（胡光强）

第八章 脊柱深区

一、教 学 目 标

（一）掌握内容

1. 椎间盘的结构及易发生脱出的部位。

2. 脊髓、脊髓被膜及被膜间隙。

（二）了解内容

1. 椎管各壁的构成。

2. 腰椎穿刺经过的层次。

二、解 剖 导 图

①观察背浅肌浅层、听诊三角及腰下三角—②观察背浅肌深层及腰上三角—③暴露椎骨—④打开椎管后壁—⑤解剖硬膜外隙和硬脊膜—⑥解剖脊髓蛛网膜和蛛网膜下隙—⑦观察软脊膜—⑧观察脊髓外形—⑨观察脊神经。

三、解 剖 操 作

（一）观察深层结构

1. 观察背浅肌浅层、听诊三角及腰下三角（图 2-6）　背浅肌前面已解剖，现观察以下结构：①斜方肌和背阔肌；②在斜方肌的外下缘、背阔肌的上缘和肩胛骨脊柱缘之间的听诊三角；③在背阔肌的外下缘、髂嵴和腹外斜肌后缘之间的腰下三角。

2. 观察背浅肌深层及腰上三角　背浅肌深层包括肩胛提肌、菱形肌、上后锯肌和下后锯肌。腰上三角由下后锯肌下缘、竖脊肌的外侧缘和腹内斜肌的后缘共同围成，有时第 12 肋也参与围成，则为四边形区域。腰上三角的表面被背阔肌覆盖，深面是腹横肌腱膜，腹横肌深面有肋下神经、髂腹下神经和髂腹股沟神经斜向穿行。

（二）打开椎管

1. 暴露椎骨　尸体俯卧于解剖台上，并垫高腹部。清除棘突与肋角之间的所有肌肉，暴露椎骨。

2. 打开椎管后壁　用咬骨钳剪断棘突，注意观察在棘突尖端有一纵行的棘上韧带连结，在相邻两棘突间有棘间韧带相连结，除去棘突及韧带后，观察相邻椎弓板之间的黄韧带，可见此韧带延伸至椎间孔的后方，形成椎间孔的后界。在距后正中线 1cm 处，用锯子锯开椎弓板，用咬骨钳除去骨片，打开椎管后壁，暴露椎管。

（三）解剖脊髓被膜及被膜间隙

1. 解剖硬膜外隙和硬脊膜　位于椎管骨膜与硬脊膜之间的间隙为硬膜外隙（图 8-1）。

观察此间隙上端起自枕骨大孔，下端终于骶管裂孔。在硬膜外隙内，硬脊膜的表面，充填有脂肪、椎内静脉丛和淋巴管。试着寻找椎内静脉丛与椎外静脉丛在椎间孔处的交通支。观察脊神经根通过此间隙。清除脂肪和静脉丛，暴露硬脊膜，此膜厚而坚韧，上端附于枕骨大孔边缘，下端在第二骶椎平面变细，末端附于尾骨，在椎间孔处与脊神经被膜相连续。在后正中线上小心切开硬脊膜，翻向两侧，暴露硬脊膜深面的硬膜下隙，此间隙为硬脊膜与脊髓蛛网膜之间的潜在间隙。

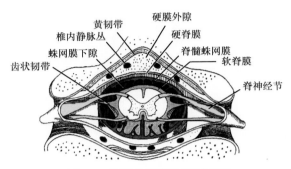

图 8-1 脊髓的被膜及被膜间隙

2. 解剖脊髓蛛网膜和蛛网膜下隙 观察脊髓蛛网膜薄而透明，向上与脑蛛网膜相连。在后正中线上切开脊髓蛛网膜。观察此膜与软脊膜之间有宽阔的蛛网膜下隙，内有脑脊液（图 8-2）。此间隙的下部从脊髓下端至第二骶椎高度特别扩大，称为终池，池内有马尾和终丝。脊髓蛛网膜下隙向上经枕骨大孔与脑蛛网膜下隙相通。

3. 观察软脊膜 仔细观察紧贴脊髓表面柔软的软脊膜，其富含血管，并深入脊髓的沟、裂，在脊髓圆锥的下端形成银白色的终丝附于尾骨。在脊髓的两侧，脊神经前、后根之间寻找齿状韧带（图 8-3）。齿状韧带是软脊膜向两侧延伸的弹性膜，呈锯齿状，齿尖伸向外推顶脊髓蛛网膜与硬脊膜相连。

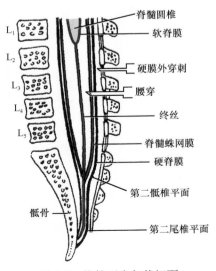

图 8-2 椎管正中矢状切面

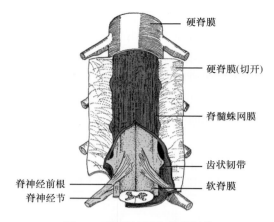

图 8-3 脊髓被膜和齿状韧带

（四）观察脊髓外形

脊髓呈前、后略扁的圆柱体，表面有 6 条沟、裂（图 8-4）。在第 3 ～ 7 颈椎处观察脊髓颈膨大，在第 10 ～ 12 胸椎处观察脊髓腰骶膨大，在第 1 ～ 2 腰椎之间观察脊髓圆锥，其下端在成人平第 1 腰椎下缘，在新生儿平对第 3 腰椎。复习脊髓节段与椎骨的对应关系。

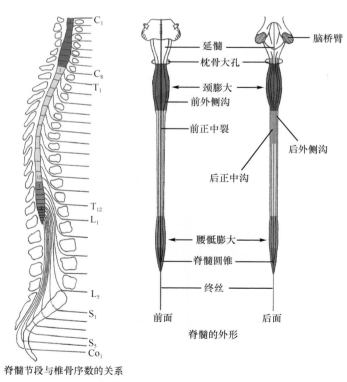

图 8-4 脊髓的位置和外形

（五）观察脊神经

每条脊神经均由脊神经前根和后根在椎间孔处汇合而成（图 8-5）。观察前根与后根，它们与脊髓之间借根丝相连。腰、骶神经根在脊髓下端聚集形成马尾。追踪一对脊神经前、后根，至它们穿硬脊膜进入椎间孔处。用咬骨钳小心除去椎间孔后方的关节突，暴露椎间孔，追踪后根至膨大处，此膨大为脊神经节，节的外侧为脊神经。如果很仔细，还可观察到脊神经分出的前、后支，观察 31 对脊神经。

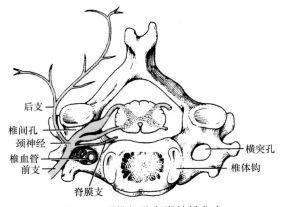

图 8-5　颈椎间孔和脊神经分支

四 、 特 别 提 示

1. 腰上三角有的为三角形，有的为四边形。

2. 翻开硬脊膜后，仔细观察其深面薄而透明的蛛网膜，通常蛛网膜与硬脊膜相贴，软脊膜紧贴脊髓表面。

五 、 复 习 思 考 题

1. 描述椎体间的连结及其临床意义。

2. 椎静脉丛可通过哪些渠道连结上、下腔静脉？有何临床意义？

3. 脊髓节段与椎骨的对应关系如何？

（蔡昌平）

附：开放性实验

开放性实验又称为课题性实验，是以课题（自选或立项）的形式，组织学有余力、爱好解剖学的部分本科学生，利用课外（周末或晚上）时间开展的一种科研入门性实验。开放性实验是不同于一般的开放性实验室的，其有一定的条件、目的、方法和要求。

一、开放性实验的实施条件

标本资源。首要条件是有足够的可供操作的标本，一般不得少于30例（具）。结构无破坏或移位，能解剖并原位观察。

指导教师。在研究选题、学生遴选、课题设计、学生指导、实验设计、观察与测量、数据与图像采集、数据整理与分析、论文撰写与修改等各个环节上，均需要指导老师精心设计与教导。

合理选题。遴选一个科学、合理、可行的研究方向，适合于本科学生做的课题，是开放性实验顺利实施与开展的最关键条件。

学生参与。自早临床、早科研的医学教育理念越来越凸显以来，学生参与科研的主动性、积极性越来越高涨，学生科研氛围也越来越浓厚，这就给在低年级学生在解剖教学中，以开放性实验的形式开展科研基础与入门训练，创造了极佳的条件。

时间保障。开放性实验要求教师与学生利用课余时间来展开，这就要求师生双方都要有共同的时间。

器械材料。解剖工具、测量工具、拍照器材等准备充分。

二、开放性实验的目的方法

（一）目的

解剖学开放性实验的目的是利用好充足的人体标本资源，是在学生牢固掌握基本知识、基本理论和基本技能的基础上，进行发现性、创新性、批判性学习，发现新形态、充实新内容、完善旧知识、解决新问题等是解剖学开展开放性实验的主要目的。

（二）方法

1. 遴选学生　指导教师根据课题研究的需要，在教学对象中遴选一定数量的、符合条件的学生，成立课题组。建立学习交流平台，指定学生负责人。

2. 前期培训　指导教师召集课题组全体学生进行至少一次的前期集中培训。培训内容包含科研入门的基本方法与要求等。

3. 选题开题　课题来源可以是：由教师指导、启发，学生自主选；教师提出研究方向与课题；教师已经立项的课题等。也可先列出几个课题方向和大致范围，在教师指导下，学生自主查阅文献，做好资料收集。集体讨论确定课题选题，学生撰写开题报告。

4. 实验设计　按开题报告，对实验步骤、实验方法、时间进度、实验记录、数据采集等各个环节分别进行明晰。

5. 实验观察　认真实验，仔细操作，原位观察，采集数据。

6. 数据整理　对采集的基础数据、图像等进行整理、归类，课题组共享所有数据。

7. 论文总结　每个成员都应根据获得的第一手资料、数据，撰写总结、变异报道或论文等。

三、开放性实验的激励措施

学生完成的总结、报道、论文均应提交给指导教师进行修改。对质量好的报道和论文，予以推荐发表。参与课题实验的学生，享受创新性第二课堂加分；对指导教师给予奖励（具体参照各院校相关规定）。

四、开放性实验成果在教学中的应用

教师对历年指导学生实验的数据、成果进行汇总，将其中有价值的内容充实到日常教学中，可以起到激励学生、启发学生、引导学生的良好作用，同时还可以对教材中的相关内容进行拓展、充实和补充。据笔者观察分析，开放性实验能有效培养学生的实验观察、比较分析、综合应用等临床必需的核心能力；能让学生养成吃苦耐劳、多感官配合、学思行结合、组员间协作的学习习惯；能有效培养学生的批判性思维、创新性思维和临床思维。参与过该实验的学生都认为，通过该类实验，能找到最佳的学习方法和思维方式，对促进自己执业（或职业）生涯正向的发展影响极大，意义重大。

（冉茂成）